U0054488

思想觀念的帶動者

文化現象的觀察者

本土經驗的整理者

生命故事的關懷者

Living

直 探 宇 宙 隱 藏 的 跳 動
承 受 如 夢 召 喚 的 牽 引
走 過 遠 方 驚 喜 的 記 憶
迎 向 生 命 更 深 的 信 息

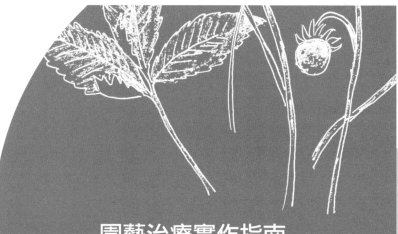

園藝治療實作指南

A Practical Guide to Using Horticulture as a Therapeutic Tool

植物的療癒力量

Horticulture

As

Therapy

米契爾‧修森（Mitchell L. Hewson, HTM）著

許琳英、譚家瑜 譯

黃盛璘、陳坤燦、陳俊霖 審閱

中文版推薦序
植物與人生命質地之呈現

　　米契爾的書終於在心靈工坊的努力下要問世了，我內心特別高興，因為我相信這會讓台灣園藝治療的發展再往前跨一大步。

　　回想兩年前，我才剛展開我園藝治療師的新生涯，因緣際會的認識日本園藝治療師由美子，而促成了台灣第一屆園藝治療國際研討會。而來自加拿大的資深園藝治療師米契爾就是當時的主講者。溫文儒雅、態度客氣、說起話來永遠不疾不徐的米契爾，一上台，總能緊捉住觀眾的注意，尤其是他那有趣的開場，或用西藏頌缽讓觀眾敲出內心願景；或用自製精油乳液來幫人按摩；或拿著花水滿場噴灑仰臉願意體驗的觀眾的臉，總是讓全場觀眾興奮不已。也讓我這新手菜鳥大開眼界啊，園藝治療可以這麼做呀？原來園藝治療可以這麼好玩呀？原來園藝治療可以結合那麼多東西呀？原來園藝治療的世界可以這麼寬廣呀！

　　米契爾這本書誠如他在自序說的，這是集他一輩子的心得，在我看來，這更是一個人生命之質地之呈現。整本書不但教我們什麼是園藝治療之精神、面對案主必要的態度與方法，教我們不同季節可運用的各種園藝素材，更細節的，還教我們如何組織志工，如何尋找可用資源，甚至提醒可以從殯儀館回收花器。這本書就如米契爾其人，一位諄諄告誡、

循循善誘的長者，不停的告訴我們園藝治療師要以案主優先、植物與計畫次之；強調每個人都應該獲得認真的對待和瞭解；一再叮嚀要配合季節，有彈性的調整活動與計畫。從這本書我看到一位自然主義的園藝師和人本主義治療師完美的結合。

雖然書中所提的都為加拿大的季節及植物，但那不但不應是障礙，反而是一種挑戰：如果在台灣，我們可以用那些植物來取代？屬於我們自己的「一整年計畫」是什麼？我們如何也為屬於我們自己的季節與節日，如新年、元宵節、清明節、端午節、中秋節等設計園藝活動？米契爾二三十年累積出來的哲學、態度及點子，要靠我們一起來轉化與落實。

踩踏在米契爾為園藝治療領域已鋪陳好的肥沃土壤上，我期盼著開出屬於自己燦爛美麗的花朵！

特別感謝心靈工坊特別邀請國內園藝達人、愛花人陳坤燦來審閱植物內容；請亞東醫院精神科醫師陳俊霖來校訂書中所提的藥物名稱，讓這本書更具實用性與準確度。

黃盛璘／園藝治療師

英文版推薦序

在致力於為人們的身心健康服務方面，我們同時面對挑戰和機會。為了提供統整的路徑來照顧和滿足病人的需求，必須用上各式各樣的評量和治療型態。

我們在賀伍德健康中心的臨床經驗已經顯示，園藝治療是成功的介入模式，能夠輔助其他的路徑，有時也是協助個人開始投入治療旅程的工具。

在賀伍德，我們受惠於米契爾‧修森傑出的園藝治療技巧。他有多年的經驗，工作對象包括各種族群。他的專業能力得到受惠者，以及跨領域治療團隊其他成員的高度推崇。

在這本書裡，米契爾以案主為核心，與我們分享他在園藝治療上洞見十足的作法。他的書面面俱到，提供了扎實的理論，以及運用在不同照護背景中的實踐方法。

米契爾在心智健康的領域成就了了不起的貢獻。這本書將有助於我們更加瞭解園藝治療，以及園藝治療在療癒歷程中的重要貢獻。

艾加多‧裴瑞茲 （Edgardo L. Pérez）

醫學博士、公共衛生學碩士
加拿大皇家內科醫師學會會員
美國精神與神經醫學委員會合格醫師
加拿大安大略賀伍德健康中心執行副總裁及人事主任
多倫多大學精神醫學系教授

中文版自序
致台灣讀者的一封信

親愛的讀者：

　　我很高興與台灣讀者分享我在心智健康與園藝治療領域一輩子的心得。

　　園藝治療是體驗性質的治療方式，促使案主自然而然湧現健康意識與幸福感。園藝治療運用有生命的素材內在豐富的質地、香氣和色彩來刺激記憶與思考過程，同時激發對外在環境的覺察。有意義的活動不僅帶來自尊和身體需要的運動，也能培養正面的社會接觸技巧，同時讓案主學習到新的可以發揮創造力的休閒技能。

　　在這個領域擔任指導者的三十五年間，我一次又一次親眼目睹，曾經全然放棄能再度感受到快樂與充實的案主，重燃希望，恢復了尊嚴和生活品質。

　　園藝治療逐漸獲得認可，是最具優勢的輔助治療。對於特定族群，包括那些受苦於心智疾病的患者，從眾多案例和經驗上取得的證據，已經牢牢證實園藝治療的正面效果。在寫作這本手冊時，我試圖涵蓋新手園藝治療師所需要的全部資訊，因此他們能滿懷信心的向前行，同時也包括了必要的細節，讓這本書成為經驗豐富的專業人員珍貴的工具。

　　我要感謝許多人讓《植物的療癒力量：園藝治療實作指南》的中文版得以出版。首先，我要感謝親愛的朋友菅由美子，她加入我這一趟旅程。謝謝心靈工坊的總編輯王桂花玉

植 物 的 療 癒 力 量

008

成此事。我也要向使得我在台灣的工作坊、演講和逗留成為美妙、難忘和教育經驗的先生女士致謝：黃盛璘、陳建仲、林宗賢、陳瑞源、林木泉、林嘉湧、鄭晃二⋯⋯等。

很榮幸你們在台灣使用我的書做為治療工具，希望你和你的案主會發現，園藝治療可以改變和豐富生命，如同我所經驗的。

你誠摯的

米契爾・修森

英文版自序

　　書寫這本書是我長久以來的夢想，今日得以實現，那些
慷慨給予協助和支持的朋友，居功不小。

　　我要謝謝賀伍德健康中心，特別是執行董事彭德醫師
（Dr. Ronald Pond），他最初的努力促成了這項計畫；執行副
總裁和人事主任裴瑞茲（Dr. Edgardo Pérez）熱情的鼓勵我；
美國園藝治療協會執行董事戴維斯（Steven Davis）給予寶貴
和詳盡的編輯指正；馬歇爾（Patsy Marshall）讀了原稿，提
供精闢的意見；范克萊文（Jack Van Klavern）大方的贊助攝
影作品和美術圖檔；卡默傅（John Camelford）他的照片記錄
了本書大部分場景；夏璞（Marti Sharpe）也提供了照片；霍
恩斯比（Eleanor Hornsby）讓我使用她優美的美術字；最後
是瓦多利（Frank Vadori），他繪製了Ａ字型花床和花盆架高
裝置的設計草圖。

※編註：限於篇幅，中文版僅保留部分必要的設計圖稿和照片。

導言

加拿大的園藝治療師很少。園藝治療通常是由其他醫療照護專業人員來執行，他們會推動各式各樣的課程，包括可以當成活動或是輔助治療的園藝課。

這本書的寫作是為了分享我身為園藝治療師，任職於精神醫院，利用園藝做為治療工具的二十年經驗。《植物的療癒力量：園藝治療實作指南》希望成為實踐這種形式治療的指南，而非園藝學的權威。出版此書的目的是協助開啓一項治療計畫，並且希望這項計畫能長長久久，一直發展下去。

在賀伍德健康中心，我們很幸運，不只擁有一座溫室，還有四十七英畝的庭園和林地。你將會看到，我們的規劃基本上是自給自足的，因為我們會栽種使用的素材。如果你好好利用日光室或窗戶，也能享有類似的便利性。許多植物可以用容器栽培，放在平台上，或相仿的空間裡。當地的森林保護區可以提供健行步道，在知識豐富的導覽員陪同下，來趟自然步行。植物生長照明燈在秋冬季節，能大大幫助你進行課程。無論你是如何推動計畫，付出的時間絕對值得。

我親眼目睹了案主經歷的心靈成長，對於正在學習再度肯定自己的藥癮者來說，發現自然的奇妙可能代表了生活方式的深刻改變。透過照顧植物，以及培養對環境的覺察能力，他們得以運用新發展的技藝和復甦的活力，回饋家人以及他們曾經排斥的社區。對於老年人，他們會重新點燃生之慾，渴望做些有意義的事。園藝活動提供精神分裂患者掌握

現實和駕馭環境的機會。而憂鬱的案主進入溫室，心情隨之改變；透過激發樂觀態度、信心和自我價值的建設性活動，負面情緒得以疏通。

　　案主在付出時間和才華的志工協助下，獲得正向的社交和工作技巧，這些技巧有助於建立自尊，同時豐富生活。將負向和創造性能量導向園藝活動，不只能紓解焦慮，也能激勵成長，同時培養想像力。

　　在植物的生長過程中，我們見識到自然的神奇與療癒力量。花朵藉由種子獲得永生，生命的循環永遠不會停止。大自然寬宥一切，一株植物凋萎了，另外一株會取代它的位置欣欣向榮。如果犯了錯，大自然教導我們如何避免重蹈覆轍，因為植物的生命循環帶給我們生命更新的希望，以及重新開始的機會。

　　屬於下列機構的工作人員，會發現這本書是非常實用的資源：

　　1.教育機構——園藝與健康科學相關系所

　　2.醫院—公立和精神醫院

　　3.長期照護機構

　　4.職業學校

　　5.特殊族群的療養院

　　6.復健中心

　　7.矯正中心

　　8.社區和社會機構

　　9.園藝和景觀產業

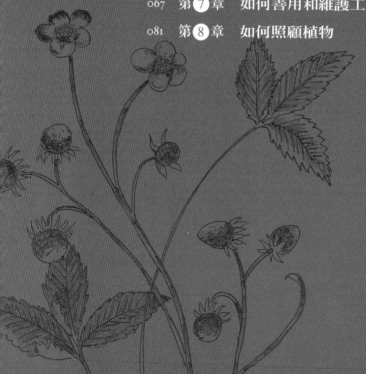

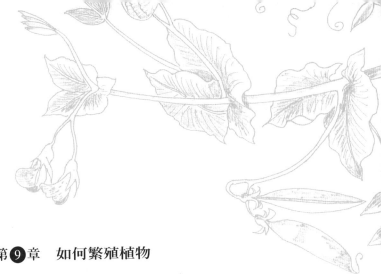

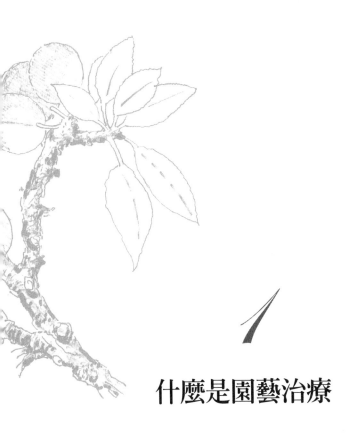

什麼是園藝治療

「園藝治療是在由專業主導的課程中,利用植物和園藝活動做為治療和復健的工具。」

——史蒂文‧戴維斯(Steven Davis)
美國園藝治療協會會長

　　另一種回答方式是，解釋園藝治療師與案主工作時，彼此的動力關係如何運作。當案主獲准進入賀伍德健康中心時，我會協同跨領域的治療團隊與他會談，這個團隊包括下列健康照護人員：精神科醫師或一般醫師、社工、護士、職能及休閒（recreation）治療師、心理師和課程助理。討論過導致案主入院的急迫問題與先前發生事件，同時完成標準的身體檢查與心智評估後，案主與治療團隊會合作制訂行動計畫。我們會規劃課程與治療性會談來滿足案主的治療計畫。

　　園藝治療之所以獨特，是因爲在課程中運用了有生命的素材，需要案主的呵護與照顧。植物的成熟過程與生命循環提供了許多園藝工作和相關活動，能夠刺激思考，勞動身體，並且促使我們去覺察充滿生命的外在環境。

　　我們鼓勵案主參與園藝課程來達到他們個人的治療目標。在治療歷程展開之前，我們會討論他們的參與程度，確保他們瞭解園藝治療與個人療程之間的關係，如此才能保證對植物持續不間斷的照顧。接下來案主分成不同的族群上課，以提升或維繫他們最大功能的操作程度。志願參加課程的案主在參與治療方面會顯得熱衷而投入。

　　爲案主規劃的課程、評估與個人治療，都會在溫室植物區與戶外庭園中進行。請參考第十七章〈如何安排一整年的活動〉。

　　在執行治療計畫時，園藝治療師保持治療師與園藝家的雙重身分，不言自明，案主優先，植物與計畫次之。

　　委婉的接近案主讓你比較容易瞭解對方。給自己多點時間去認識一個人會帶來更大的回報，幫助你建立信任關係。

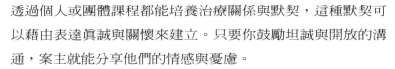

透過個人或團體課程都能培養治療關係與默契，這種默契可以藉由表達眞誠與關懷來建立。只要你鼓勵坦誠與開放的溝通，案主就能分享他們的情感與憂慮。

要敏銳覺察心情、表情與態度的微妙轉變，也要留意案主人生中可以解釋目前心境或行爲的特別事件。要清楚案主服用什麼藥物，因爲有些化學藥物，例如抗精神病藥物會造成副作用，以及對陽光的反應。參考第六章〈留意案主服用的藥物〉。

在團體課程中，一定要找出安靜和不回應的案主，因爲他們也需要感覺自己是團體的一份子。用心傾聽而且態度誠懇。不要假定案主喜歡別人叫他名字，先詢問他們喜歡什麼樣的稱呼。與年紀大的案主分享你生命中的重要事件。恰如其分的身體接觸非常重要，溫柔的用手碰觸或是親切的手勢可以表達你的關心。當工作順利完成時，務必要誇獎或正向增強。提供短期計畫，讓案主能夠受益於立即的滿足。

注意案主的穿著，不要吝於讚美。提供圍裙，避免泥土或其他素材弄髒衣服。案主的成功就是你的成功；要開放自己接受改變。案主可能建議不同方法來照顧植物，例如：用肥皀水或酒精來處理遭蟲害的植物，而不是噴灑化學藥劑。

案主的互動和活動一定要記錄下來，將這些觀察和報告轉達給團隊，以助於評估案主的進步和持續的治療。

可能危害課程的注意事項

絕對不要讓個人的判斷或偏見干擾了你與案主的工作。小心不要讓案主困在「我做不到」等類似的念頭裏，否則改

變或進步就不可能出現。不要把身心問題不同的案主併在一起活動，才不會妨礙進步。不要讓案主變得無聊，或是對眼前的素材不感興趣，努力保持上課方式與內容能夠引人興奮而且不炒冷飯！永遠要提供足夠構成挑戰，同時符合案主操作能力的計畫與工作。計畫必須既有趣又有意義，不能只是忙碌而已。改變你的活動或計畫，配合季節性事件。

每一項計畫都要設定好時間，不要採取讓案主臨時加入的方式。如果案主隨自己的意願來來去去，沒有結構或約定，就不容易持續下去。要有組織，上課時所有的材料與植物都要準備好。不要將期待加諸案主身上，他們已經倍感壓力，而且無能處理壓力了。

複雜的工作和不清不楚的說明，會增強困惑和挫折感。詢問案主在園藝方面，他或她樂於從事哪些活動。瞭解案主的喜好或反感；閱讀他或她的檔案（如果可以取得），這樣你就可以瞭解他們的人生。絕對不要替案主做決定，給他們指引，讓他們自己得出結論。要留意反移情作用；不要陷入案主的情緒裏。一般來說，如果案主表示「我做不到」，其實意味著害怕嘗試與挫折感，需要溫和的勸說及良好的示範將這些負面感受轉為正面回應：「我會試試！」

成功的園藝課程需要的條件

1. 醫護人員之間的良好默契是不可或缺的，才能保證案主在課程開始前已經穿好衣服、吃好飯及服用了藥物。
2. 永遠使用無毒及容易栽培的植物。參見第十一章〈適合園藝治療的植物〉。

3.與案主的所有互動都必須謹守保密原則。

4.利用志工的支援豐富你的課程。志工能在許多領域提供重大的協助。

5.養成記錄的習慣。記下發生的事件，之後才能判別哪些活動和植物，在課程中運用得最成功。

6.出遊能夠振奮案主、工作人員和志工的心情。植物園、公園和園藝展覽只是其中一些你可以安排參訪的地方。

7.影片和來賓演講為你的課程增添深廣度，提供刺激，同時暫時中斷例行活動。

8.如果為了增添必要設備遇到籌錢困難，和提供這些園藝器材的廠商聯絡，請求贊助或降價。

9.接觸當地的花卉業者或殯儀館，請他們捐贈花卉。寄上謝卡，他們才知道自己的努力獲得感謝。

10.課程成功的主要關鍵就在於放鬆，做你自己，享受與案主共處的時光。參見第十七章〈如何安排一整年的活動〉。

跨領域團隊中園藝治療師的角色

團隊中的每一成員都致力於與案主一致的目標和目的，然而採取各自不同的專業取向與角度，因此治療師能夠運用個人獨特的技巧專注在案主的需求上。透過園藝活動，園藝治療師得以評估、提升和分析案主的身體機能、認知與知覺能力、情緒狀態和社交技巧。

身體功能

透過各式各樣的工作和計畫，案主的身體功能可以恢復、改善和維持，或是獲得協助，避免惡化。利用架高的花

床（高床）和中庭來配合案主的特殊需求。照顧庭園能夠提供必需的運動，培養耐力、協調力和體力。園藝工作可以設計來發展動作技巧和精細的手眼協調。植物呈現出的各式各樣形狀、大小、氣味和質地，能協助案主辨識環境。

認知與知覺能力

透過形形色色的活動，園藝在協助判定案主的心智認知與感官知覺能力上，扮演了重要角色。請參考第十六章〈如何為認知障礙案主設計課程〉。我們要評估的是案主領悟和理解的能力。簡單或複雜的程序測驗、專注力、記憶力和詮釋能力都可以評分。

以植物為媒介，園藝活動透過對植物的感知與認知，提供視覺、嗅覺、味覺、觸覺和質感的絕佳刺激。溫室和庭園的環境為案主的理解和領悟能力定好基調，意思是，案主能夠將溫室的結構與植物的成長相聯結，庭園則和蔬果花卉的栽培聯想在一起。

現實意識

園藝活動能夠讓人意識到時間和季節性事件，也能夠學習解決問題的技術和技巧。

教育的經驗

學習園藝可以激勵案主深入園藝的其他領域。

情緒狀態

園藝活動提供的基調就是正向和沒有威脅的環境。透過個人或團體的互動，案主得到鼓勵去瞭解和處理自己的情緒與感受。園藝計畫和活動能夠培養案主的技藝能力、自尊和信心。像修剪枝葉、打碎花盆和用鋤頭除草等活動，提供了

可以接受的管道來發洩憤怒和攻擊性。花藝設計和插花課程則是創造力和想像力的出口。

　　與植物工作能培養呵護關懷的意識。園藝工作和計畫也提供了穩定的結構和活動，幫助案主提振沮喪的心情，改變負向感受。

　　與年老的案主工作時，得要留意案主是否有失智現象，還是隱藏的憂鬱。園藝工作和評估有助於判斷哪一種診斷才正確。

社交技巧

　　園藝治療課程是與案主發展和建立良好互動關係的絕佳管道。共同進行計畫，治療師得以和案主建立默契，避免直接的對衝。透過課程中的治療動力，治療師能夠評估案主的社交能力，觀察重點如下：案主是否傾向於一、孤立自己；二、獨立工作；三、展現合宜的社交行為；四、與其他團體成員一起工作。在團體的情境中活動，透過分享素材和工具來完成計畫，自然就會產生互動。

園藝治療的評估

　　一旦跨領域團隊設定了治療目標，園藝治療師就可以利用園藝工作或活動做為工具來評估案主的能力和技巧。不過必須注意的是，這些評估只能由專業的園藝治療師來執行。

　　溫室或日光室提供了愉快、自然和沒有威脅的環境，讓我們得以評估案主對於園藝做為治療媒介的反應。治療師從身體和心理兩個向度衡量案主的運作能力。持續評估案主的投入狀況以估量案主對治療團隊設定的目標和方針如何回

應。對於認知能力沒有損傷，能夠瞭解他們在下述範疇的回應有其意義的案主，治療師應該跟他們分享評量結果。請參考附表（一）園藝治療評量表。

認知技巧：指的是如何理解、判斷、記憶和推理的過程。

身體功能：根據案主接受指定工作，展現特定動作技巧的能力來評量。

行為和社交技巧：評量案主與別人連結時的態度、禮儀和能力。

評量地點

　　認知或身體功能有問題的案主，必須由工作人員或志工協助前往上課地點。工作區域應該井然有序，準備好開始上課。座位安排要讓你得以接近案主，產生較好的互動和給予支持。永遠要介紹自己和其他工作人員及志工，戴上名牌。

　　根據案主的病史和你的觀察，決定在評量區待多久，不要超過案主覺得舒適的時間。說話要清楚明白，給予明確的指示，讓案主很容易聽得懂。永遠要讓案主感覺自在，允許他們表達感受，適當的時機給予讚美。

　　透過一項計畫入手，例如移植。如此可以提供身體活動，同時做為檢測手段，評量案主的能力和基本理解力。為求最佳結果，把工作分解成一連串動作，這樣你就可以判斷案主能夠達成多少項步驟。使用植物的俗名，親自動手示範。示範過方法，就讓案主照著做。重複這樣的步驟，直到你弄清楚在沒有協助下案主能夠獨立操作到哪個階段。如果這項工作超過案主的能力，判斷一下哪些步驟他們可以在協助下完成。這樣的評量過程能夠提供下列資訊：

認知技巧

1. 案主清楚自己身處何時何地？這有助於判定案主的心智運作狀態是否分不清現實狀況、失去覺察力或精神恍惚了。

2. 案主知道現在的季節嗎？這有助於你評斷案主對於環境有多麼熟悉和多少意識。

3. 案主記得你的名字嗎？這能判斷案主的即時記憶力，尤其是針對那些可能有記憶喪失或失智問題的案主。

4. 案主能記住植物的名字嗎？這能顯示案主的短期記憶力，而且可能會喚起過去的記憶和舊有的工作技巧。

5. 案主能指認工具和園藝媒材嗎？這有助於你發現案主是否有能力認知、呈現和組織適用於眼前工作的物品，也就是利用土壤、植物和植物媒材完成移植工作。

6. 案主瞭解執行標準嗎？這能顯示案主是否有能力認知工作完成的品質與分量。

7. 案主的注意力能維持多久？這段時間表示案主能專注在工作上的時間。

8. 案主能精確的完成工作嗎？如果不行，他或她能完成多少步驟？如果工作精準的完成，就確認了案主智力與知覺能力的程度。當案主不能完成連續性的步驟時，或許顯示案主其他領域的運作功能有缺失，例如記憶力和認知功能。

9. 這項活動會激發出舊有的工作技能嗎？以過去工作經驗的記憶為基礎，案主很容易重新學習這些技能。

身體功能

1. 有任何身體問題妨礙案主執行這項工作的能力嗎？身體狀態的評估是絕佳的指針，用來判斷案主身體功能的長處與

不足之處。觀察案主的動作技巧，例如雙手並用，或是用左手或右手來執行工作。判斷案主是否有能力握助工具和物品。

2.案主有哪些身體問題？列下任何擔心的地方。確認案主身體的損傷，例如：萎縮、關節炎、癱瘓或退化性疾病。這些案主能受益於藥物或動作技巧，來改善或避免惡化或延緩失能的進程嗎？

3.能夠改善工具或環境來增強案主執行工作的能力嗎？我們可以改造工具和環境來符合案主的能力。參見第十五章〈如何改造特殊工具〉。

4.案主的視力好嗎？移植工作要求案主舀土從一個地方放到另一個地方，因此需要良好的視力。老是估算錯距離，同時舀起來的土分量不平均，可能代表視力有問題，有必要進一步檢查，同時矯正。

5.案主的手眼協調良好嗎？這能判斷案主辨識空間及執行精細動作的能力。

6.案主能聽得清楚嗎？確認案主的聽覺反應是很重要的。留心觀察案主根據聽見的刺激加以回應的能力。判斷缺失程度，例如：聽見高音頻的雜音或是只有一邊耳朵聽得見。

7.活動中案主是否感覺疼痛？要詳細瞭解任何疼痛或身體方面的抱怨。記得不要超過案主的極限以避免惡化或受傷。疼痛會改變案主對工作的反應，限制他們投入園藝活動。

8.案主是否有足夠精力來完成工作？工作成果反映出案主的活力和體能。可以擴充或限制工作內容和時間以順應案主的需求。

9. 這項工作能改善身體機能嗎？判斷案主的能力，然後改進或修正工作來增強案主的體力、維持功能，避免進一步身體機能惡化。

10. 藥物會影響案主的身體能力嗎？從身體的觀點，留意藥物可能造成的副作用，會不會弱化了案主完成工作的能力。

行為技巧

1. 案主對這項活動抱持什麼樣的態度？案主針對這項活動的行為和觀感會決定他多麼有效率的去執行工作。

2. 案主的心情如何？對這項活動造成什麼影響？案主的情緒表現為他或她的洞察力、判斷力與成就表現，定了基調。在這方面持續評估，可能導致重新建構活動，以提振或改變行為。

3. 案主是否展現合宜的舉止？案主工作時的互動和行為是他或她舉手投足（社會行為）是否得體的指標。

4. 案主能否說出擔憂和感受？治療師一定要和案主建立起治療默契，協助他表達情感和問題。

5. 案主是否展現良好的衛生習慣？由此可判斷，案主是否瞭解，與人工作時可以被接受的狀況。

6. 案主是否能表達對周遭植物的情感和想法？從這點判斷案主投入的程度，以及對治療媒介的看法，亦即有多麼熱愛植物。

7. 案主的行為有任何變化嗎？治療期間案主的行動或表現是否出現任何改變？

社交技巧

1. 是否有語言或文化上的障礙？要和案主有效的溝通必須瞭

物 的 療 癒 力 量

解案主的語言和文化。如果有溝通上的問題，最好引進能
講案主語言的志工或工作人員來協助。

2.是否有身體上的障礙，例如聽力或醫療問題？透過你的評
估找出是否有聽力的喪失或醫學上的問題，阻礙了理解。

總結

這項評量可以經由各式各樣的園藝工作來進行。透過上
述評估，治療師得以改變或修正治療計畫，因而最適切的符
合案主的需求。務必持續記錄案主在園藝治療課程中對於治
療的反應，記下案主進步的地方。

表（一）園藝治療評量表

案主姓名：_____

主治醫生：_____

房　　號：_____

目　　標：_____

治 療 師：_____

日　　期：_____

◆ 認知技巧

1.案主清楚自己身在何時何地嗎？

2.案主知道現在的季節嗎？

3.案主記得你的名字嗎？

4.案主能記住植物的名稱嗎？

5.案主能指認工具和園藝媒材嗎？

6.案主瞭解執行標準嗎？

7.案主的注意力能維持多久？

8.案主能精確的完成工作嗎？如果不行，他或她能完成多少
步驟？

9.案主能學習新的工作技巧嗎？

10.這項活動會激發出舊有的工作技能嗎？

◆ 身體功能

1.有任何身體問題妨礙案主執行這項工作的能力嗎？

2.有哪些身體問題？列下任何擔心的地方？

3.能夠改造工具或環境來增強案主執行工作的能力嗎？

4.案主的視力好嗎？

5.案主的手眼協調好嗎？

6.案主能聽得清楚嗎？

7.活動中案主是否感覺疼痛？

8.案主是否有足夠的精力來完成工作？

9.這項工作能改善身體功能嗎？

10.藥物會影響案主的身體能力嗎？

◆ 行為技巧

1.案主對這項活動抱持什麼樣的態度？

2.案主的心情如何？對這項活動造成什麼影響？

3.案主是否展現合宜的社會舉止？

4.案主能否表達擔憂和感受？

5.案主是否展現良好的衛生習慣？

6.案主是否能表達對周遭植物的情感和想法？

7.案主的行為有任何變化嗎？

◆ 社交技巧

1.是否有語言或文化上的障礙？

2.是否有身體上的障礙，例如聽力或醫療問題？

※注意：上述評量可用來發展成結果指標，協助品質管理。

治療動力

　　園藝治療師會利用植物和與植物相關的活動做為治療媒介，以促進身體、情感、人際及精神上的健康狀態。下述園藝治療的範例清楚闡釋了這個定義。

◎一位長期沮喪的老婦人習慣性的孤立自己，聖誕節她獲得一粒孤挺花球根，她不怎麼熱心種下它，放在浴室裏偶爾澆一下水。不久之後，她很驚訝地看見有東西冒出來。花莖開始迅速長出來，令她興奮不已，她覺得應該把花搬到臥室，讓室友欣賞。驚人的成長一直持續，當第一朵花出現時，她好開心。現在，她希望與人分享，把花搬到大廳，讓每個人都能看見她自己栽培的這株植物驚人的美麗。因為這次正向經驗，這位先前隱遁的女士現在會跟別人講話、分享與交際了。

植物需要關懷、水分、陽光和肥料才能存活。背負小小的責任而工作，案主可以體驗到自己的價值以及自己珍貴的存在。

◎一名原先為模特兒的案主在動過乳房切除手術後不久，因為診斷出嚴重憂鬱症，以及強烈的自殺念頭而入院。症狀

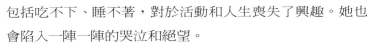

包括吃不下、睡不著，對於活動和人生喪失了興趣。她也
會陷入一陣一陣的哭泣和絕望。

案主被帶來上園藝治療課程，她裝裝樣子種植和照顧植
物。顯然這不符合她的需求，她變得更加沮喪和退縮。接
下來她進入插花課程，接觸到色彩、美和設計。在很短的
時間內，她就展露出精湛的技藝，而且似乎對自己創作出
來的插花作品非常自豪。這位女士顯得比較有信心，對於
生命的態度也漸趨樂觀。她比較少哭哭啼啼，能量和活動
都增加了。在出院之前，她拜訪了當地的花卉商，向其他
設計者請益，瞭解一下這門行業的門道。之後她開了自己
的花店，經營得非常成功。這位案主領悟到，雖然她可能
失去自身某部分的美麗，現在她能夠創造自己延伸出去的
美麗。身體的美麗可能消逝或凋萎，然而透過創造力和想
像力，可以培養和提升內在的美麗和價值。

◎一位四十出頭的男士因為酒精依賴而入院，由於酗酒他的
　工作和家庭關係都呈現不穩定的狀態。在溫室工作時，他
　很驚訝看見植物澆太多水的後果，尤其是一株高大的翡翠
　木。這株植物變得非常枯黃，病奄奄的。他自行連結，領
　悟到由於自己的病態歷程，相同的事發生在他身上。

　就是這樣的類比關係幫助他承認自己酒精上癮。案主繼續
　在園藝上取得熟練的技巧，尤其是在景觀方面。出院後，
　他改變自己的生活方式，把休閒時間投入花園和鄰近地區
　的景觀工作。後續追蹤顯示，現在他的工作穩定，與家人
　的聯繫變得比較緊密。

◎一名二十七歲的年輕媽媽，診斷出罹患癌症，而且預估僅
剩六個月生命，她帶著絕望和無助的心情入院。當家人來
探望她時，她總是迴避家人。精神科醫師希望用藥物穩定
她的情緒，協助她發展應對機制，面對有限的未來。這位
女士意氣消沉到不願離開房間，或者參與任何治療計畫。
主治醫師承認他無法讓她產生動機投入任何可能的心理治
療。案主的家人也飽受折磨，他們告訴醫生來探病是多麼
痛苦，因為病人不肯回應她的先生和三個小孩。

我受到請託，想辦法讓她加入某些課程。我去探望她時，
從別人送她的花束中取下三朵玫瑰，我說：「這些玫瑰正
在凋萎，但是，仍然能夠散發出生命和美麗，就像你可以
在剩餘的時光中與家人分享你的生命和美麗。」這番話似
乎觸動案主內心，她變得非常憤怒，泣下如雨。她談到自
己無能處理迫近的死亡、對死亡的否認；而且悲嘆餘下的
生命時光如此短暫。由此開啟了多次晤談，案主能夠傾
訴，同時開始面對剩下的時日應該如何度過。這位案主迅
速變得積極投入課程，例如為別人製作生態缸和插花。她
也能夠以建設性的態度，坦誠面對家人。結果她在相當短
的時間內就出院了。

◎一位老先生因為妻子過世引發的憂鬱而入院。他曾經非常
活躍，喜歡東忙忙西忙忙。不幸的是，妻子的過世讓他陷
入沮喪，對生命失去興趣，身體也因為不活動和缺乏運動
而衰弱。他被安排來上園藝治療的課程。經過鼓勵，他能

夠從事相當廣泛的活動，從繁殖植物到在花器中和花台上栽種蔬菜。我發現案主在退休之前曾當了多年農夫。他很高興跟別人分享他的經驗和技能。

他離開醫院之後，在自己的陽台修築了花壇和花架種植盆栽。這項活動給他另一次機會，運用過去的工作技能來創造美，以及自身之外可以照顧的事物。

　　在上述的情節中，園藝扮演了重要角色，改變這些人的生命。

◎第一位案主瞭解到植物的確會回應人的照料，更重要的是，她也回應了植物給予她的關懷和滋養，因此培養出自我價值感和責任感，讓她能夠和別人分享這次正向經驗。

◎第二位案主以不同的方式回應園藝治療。最初，案主只是做做樣子，並未從這項活動中獲益。瞭解到這點，治療師因此改變活動，納入更具創造性的工作來滿足她從自戀中獲得喜悅的需求。這位案主並未失去她的美，但是透過她的創作才能，以及態度轉變，她發現了自我價值與接納的內在之美。

◎有酒癮的這位男士需要自己去發現本身有酗酒問題。他所照顧的植物由於過度澆水而委靡不振，結果帶來了他人生的轉捩點。植物與人的類比，幫助他瞭解他物質濫用所造成的因果關係，結果他在休閒活動中培養出悠遊其中的技藝和自我價值。

◎罹患癌症的年輕媽媽與自己的疾病和解了,轉捩點不是跟
植物工作,而是植物扮演了催化劑,讓她能夠昇華自己的
痛苦和憤怒。

◎老邁的紳士由於生命中的多重失落引發了憂鬱,種種不幸
的事件讓他陷入絕望和無助的狀態。園藝課程給他機會發
現自己的長處和才能,他得以重新找回舊有的工作技能,
減輕他的失落感,帶給他生命的目的和希望。

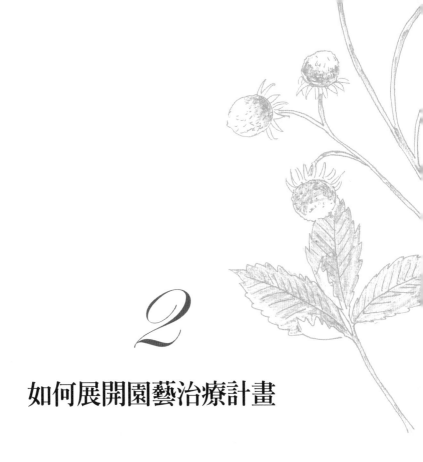

2

如何展開園藝治療計畫

評估園藝治療計畫的需求。向案主及工作人員解釋這類的治療能帶來的治療效益，同時找出他們希望在這樣的課程中達到的目標。

要展開園藝治療計畫，第一步就是去接觸管理階層，取得同意跟案主和工作人員談話。這樣你就可以評估園藝治療計畫的需求。向案主及工作人員解釋這類治療能帶來的治療效益，同時找出他們希望在這樣的課程中達到的目標。

地點

找到一塊你可以上課的地方，記住這個地點必須讓坐輪椅或行動不便的人容易進入。在賀伍德我們有輪椅升降機和坡道。

如果是室內課程，要成功栽培植物的關鍵是自然光。大部分的機構和醫院無法享有溫室或日光室的設備，但是有一些不錯的區域可以發展來栽種室內植物。有大片窗戶面東或面南的房間能夠爲大多數植物提供充足的日照。可以改造桌子，或者把桌子放到窗前，用托盤承接過多的水分。無法接觸到充足光線的區域，植物照明燈就派上用場了。這些燈具可以有三層底座，安裝在床或輪椅上方。

不管地點在哪裏，爲你的植物提供恰當的濕度是很重要的。你可以爲植物噴水，或是將植物放在擺滿小石子的托盤上，這樣植物才不會泡在水裏。小圓石能讓水分擴散在植物四周。夏天要打開窗戶保持良好的空氣流通，最好隨時開著一座電扇。

戶外的區域可以座落在任何地方，只要那裏至少有半天的日照。對於無法忍受陽光的案主，遮蔭是絕對必要的。高床適合那些喜歡站著或坐著操作的案主。這些花床很容易安置在醫院的空間裏，爲喜歡欣賞自然的人提供一個角落的色彩，或是一塊安靜的空間。參見第十二章〈如何建造花床〉。

安排人力資源

　　接觸園藝社團、優秀的造園花匠、植物園、公園處、志工團體等等。如果你能夠結合當地的相關部門，他們可以在案主的諸多醫療和身體需求上協助你。

預算

　　根據案主的人數以及你想要進行的活動，決定你需要多少預算和支出費用。

對象

　　決定你要工作的對象。

目標

　　決定你這項計畫要達到的目標和目的，這些目標跟機構的哲學或整體的宗旨如何連結在一起。根據下列標題製作一張表格。

1.**名字**：園藝治療團體的名字，例如：健康與休閒園藝。

2.**宗旨**：例如，利用植物及與植物相關的媒材來促進或恢復人們身體、社交和情緒健康狀態的園藝治療課程。

3.**目標和目的**：

● 運用有生命的素材進行有意義的活動，提供案主機會建立自尊。

● 培養對園藝的興趣，激勵案主產生動力。

● 協助案主與工作人員及志工交際和互動。

● 提供創造力與想像力發揮的管道。

● 提供沒有威脅的環境，協助案主適應醫院或新環境。

● 提供治療課程，有助於解決範圍廣泛的各類問題。

● 提供愉快的經驗。

植 物 的 療 癒 力 量

036

參見第十七章〈如何安排一整年的活動〉。

4.**轉介系統**：案主是經由治療團隊介紹來的。

5.**課程準則**：

- 參與者包括有興趣也有動機學習植物與園藝相關知識及技能的案主，還有因為參與這種沒有威脅性與植物工作的活動，因而受惠的案主。

- 針對活動自如的案主，上課時間應該維持在他們的能力及忍耐限度之內。對於心智或身體方面可能受損的案主，時間長短取決於他們的個人需求，以及失能的嚴重程度。

- 團體大小根據診斷和案主的操作能力來決定。針對認知受損的對象，每個團體最好是 1 ～ 3 人。如果是高功能的案主，每個團體最理想的人數是 10 ～ 12 人。

- 課程可以在溫室、有花床的庭園、活動室、有植物照明燈的區域或案主房間進行。

- 園藝活動的內容必須能增強案主身體與心智的能力，同時提升他們的成就標準。應該有配合季節或重要慶典的相關園藝活動，例如繁殖植物、栽種蔬菜、插花，以及林林總總的手工藝創作。

- 授課方法應該是透過輔導員的示範，也就是引導發現——「動手做」的策略，同時善用輔助教具。志工、工作人員、其他案主、演講來賓、影音設備、園藝參考資料、演講系列等等，都是你的資源。

- 輔導員應該是園藝治療師，如果請得到的話。或是其他醫療照護人員、志工等等。

- 評量應該藉由觀察、口頭回饋和文字記錄來完成。

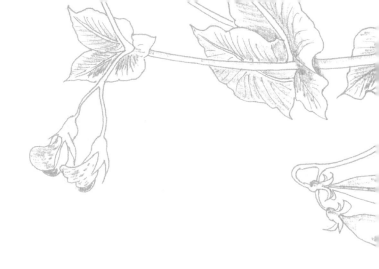

3

如何安排志工參與

「張開你的眼睛,尋找某個人或某項工作,善盡人的本分。這需要一點點時間,一點點情誼,一點點悲憫和一點點辛勞。到處找一找,總會有一塊地方你可以發揮人道精神。」

——史懷哲

安大略醫院派遣人力協會對志工服務下的定義是：「志工是出於個人自由意志做事，而且不收取報酬。志工服務有三重目的：支援健康照護人員的工作，對於病人的整體照護有所貢獻；協助社區居民深入瞭解健康照護機構及其服務；提供社區機會，滿足協助他人和為人服務的人性需求。」

成功的園藝治療計畫，關鍵就是志工參與。志工協助我在賀伍德健康中心實行園藝治療計畫，已有二十年之久。他們幫忙護送案主，在房間與溫室之間來回。同時，志工參與花園裏的活動，提供珍貴的支援，幫忙維持對案主高品質的照護。

好的志工規劃，必須有明確的程序。志工必須清楚他們工作的機構秉持的宗旨或目標和目的。在某些醫院或機構，志工可能主持或協助計畫的完成。清楚的工作綱要是最好的工具，可以界定所有參與計畫人士之間的溝通。同時不可或缺的是明確的權限或紀律，規範志工與案主之間的進展與互動。絕大多數的醫院、機構或組織擁有他們自己的志工部門或轉介機構。如果沒有志工部門或轉介機構，那麼招募志工，並且根據他們舊有的經驗和訓練來訓練和督導他們，就是你的工作了。

招募：去哪裏找志工？

1.**志工轉介機構**：大多數的城鎮都會有志工轉介機構或政府單位。
2.**教育機構**：高中、大專或大學學生是志工的豐富來源，可以服務不同的對象。由於建教合作方案和實習課程的興

起，學生接受學校的安排，必須付出指定的時間，才能拿到學分。他們同時接受工作主管和學校的評量。這種方式讓他們既能在工作中學習，又能獲得豐富的經驗。攻讀心理課程的大學生花一學期投入園藝治療計畫，可以學會如何利用園藝做為治療媒介的方法。他們必須逐日記錄他們的作業細節以及和案主的互動詳情。這份記錄透露出來的任何擔憂都會充分討論，因為這關係到如何在治療中協助病人和滿足他們的需求。分享的所有名字和任何資訊都得保密。完成作業可以取得學分，進而獲得心理學學位。因為這是非常棒的學習機會，學生往往會回來接受別的志工任務。擔任志工提供學生絕佳的實作經驗，足以在履歷表上添加一筆。

3.**園藝社團**：擁有園藝背景的志工已經證明他們是優秀的志工。經過指導，這些往往已經具備豐富經驗的人才，能夠成為出色的志工，協助或發展計畫，為機構裏或居家的老人服務。特別是在預算和人力吃緊時，成為絕佳的資源。

4.**教會團體**：這些團體基本上是由女性組成，她們在照護和生活技能方面，擁有豐富的經驗。案主能受惠於她們的溫暖、瞭解和真誠的接納。

5.**透過廣播、地方電台和報紙廣告**：大部分的廣播電台和有線電視台會為社區組織提供免費的插播訊息。報紙往往會在家庭版刊載引人關心的故事，或是在社區活動專版代為發布訊息。如果你已經用盡了免費的服務管道，可以考慮刊登付費廣告，不過可能所費不貲。上述一切方法都可能引起社區居民的興趣。這種招募方式往往會鼓勵有閒暇的

人投入，他們能夠提供你多元的背景來鼓舞你的案主。

6.**同業或專業雜誌**：經由這種方式招來的志工通常擁有一定的技能或是與人工作的背景，例如護士、治療師或教師。

7.**專業研討會或工作坊**：透過這些活動建立聯絡網，你可以取得和分享志工及資源方面的構想。

8.**公共關係**：藉由設在購物中心、圖書館、大學等的攤位打廣告。一年一次我們會慶祝志工週，透過傳單和視覺呈現宣揚我們的工作。這會成為關注焦點，引起人們極大的興趣，想要知道社區中發生了什麼大事。這種形式的宣傳也能促使人們以健康的途徑追求心智和身體的健康。

9.**退休人員**：由於提早退休的方案出現，以及需要維持健康和活躍的生活方式，退休人士能夠透過他們的經驗、活力、時間和技能，提供出色的服務。

10.**先前的案主或病人**：這一類志工通常能帶給你和案主個人經驗與見證，是什麼因素幫助他們復元及度過調適階段。很重要的一點是，這類型志工必須至少出院半年之後，才能回來擔任志工。夠長的時間方能確保誠實的承諾和真心的願望，他們的確是想要實踐助人之道。

11.**文化宣揚機構**：跟各式各樣的案主工作，你經常會接觸到不同的國籍和文化。懂得不同語言和習俗的志工有助於打破溝通障礙，提供豐富的經驗來理解和陳述案主的需求和擔憂。

12.**口耳相傳**：志工與他人分享他們的正向經驗是最好的宣傳形式，這種形式的推廣不僅能嘉惠案主，也能為志工工作的機構和優良環境打廣告。

審核、面談和訓練志工

　　成功的志工招募得透過行銷。這樣應該能吸引到合適的志工，因此減少了必須淘汰的人數。

　　不過，雖然獲得志工的第一步是招募，志工參與最核心的部分還是面談和審核的過程、志工安置、新手講習、訓練、督導和持續的評鑑。

面談

　　面談可能的志工人選，就像面談和審核領薪資的員工一樣，你必須選擇最優秀的候選人。務必準備一份工作綱要，清清楚楚的描繪擔任園藝治療志工需要符合的資格，以及必須履行的職責。一旦可能的人選通過最初的面談程序，他們應該拿到一份資料袋，其中包括：機構的簡介；填寫經驗、愛好等等的申請表格；以下述為範本的工作綱要。

工作綱要

- 職位名稱：志工，園藝治療。
- 組織關係：向志工督導、園藝治療師或志工受訓的部門主管負責。
- 職務摘要：志工的職責是協助所有案主參與園藝治療計畫，透過園藝和園藝相關活動，增進案主的健康幸福。

主要責任

- 協助案主參與所有園藝治療課程，例如室內植栽、插花、配合時令的手工藝、戶外植栽及相關園藝活動。
- 根據案主的進展，提供文字和口頭回饋。這些資訊是透過和案主互動及觀察判斷得來的。

● 協助案主與他人交際和互動。

職責範圍

● 協助案主前往溫室或花園。

● 幫忙準備和安排好上課材料，方便案主的參與。

● 協助維護工作區域，例如幫忙案主打掃，將環境整理得井
  然有序。

● 協助治療師向案主傳授園藝技巧。

● 留心工具（剪刀、刀子、園藝剪等）的使用及物歸原處。

● 協助維護栽種植物的區域，例如為植物澆水和施肥、植物
  的辨識和一般的照料。

資格

● 與人和植物工作的經驗。

● 栽培花木的經驗。

● 關於植物和與植物相關活動的知識。

身體和視力的要求

　　　志工必須有能力：

● 護送坐輪椅的案主出入房間。

● 舉起和移動小型植物。

● 走到醫院所屬的庭園區。

● 忍受溫室裏的熱度和光線。

工作環境

● 溫室環境、庭園和土地、種植植物的中庭。

● 至少得承諾在這個地方工作半年。

● 志工直屬於園藝治療團隊的監督之下。

● 與案主工作時，志工必須簽署保密誓約。

● 志工應該享有責任險。

　　志工必須符合上述範疇裏的一切必要條件。在面談和審核的過程中，志願者應該呈現出下列人格特質：正向的人格和態度、對別人的尊重、同理心、給予支持而不妄加評斷。

新手講習

　　新來的志工必須熟悉工作機構的政策和作法。志工也必須通曉園藝治療的目標和目的：

● 運用有生命的素材進行有意義的活動，提供案主建立自尊的機會。

● 激勵案主產生動機，培養對園藝的興趣。

● 協助案主與工作人員及志工交際和互動。

● 提供創造力與想像力發揮的管道。

● 提供沒有威脅的環境，協助案主適應住院治療。

● 提供治療課程，有助於解決範圍廣泛的各類問題。

● 提供愉快的經驗。

　　志工會戴上識別徽章，方便案主和工作人員確認身分與層級。這樣才能保障清晰的溝通。

　　讀完工作綱要後，根據他們的職責範圍，志工應該清楚自己的角色。

　　志工應該明白自己跟案主工作時的角色，才能透過正向的治療動力，確保適當的互動。

　　針對緊急事故的處置方針和作法，志工必須瞭解他們的角色和責任。

　　如果志工無法信守他們承諾的時間，必須通知恰當的人來維持適切的連繫，這樣案主和工作人員才能保障計畫的持

續性。

　　志工必須留意可能危害案主身體或心智健康的任何因素。他們也得留意任何可能陷他們於危險的情境，例如惡意對待的案主，或是有某些醫療風險的案主。

　　與物質濫用的案主工作時，志工應該可以選擇預防注射做為預防措施。

志工的督導

　　在督導志工以及與他們工作時，下述是非常重要的指導原則：

- 志工與案主工作時，必須提供正向的角色模範，因此合宜的舉止和衣著是必要的。
- 專業的行為和正向的態度可以強化關懷和投入的精神。不得體的穿著可能導致不恰當的行為。香水或香味可能影響呼吸或是引起過敏反應。
- 志工應該協助案主發揮最大的潛能，藉由完成計畫或工作來建立自尊。為了支持案主達到這項目標，千萬記住，身為志工絕對不要自己動手為案主完成工作。許多用意良善的志工想要代勞以幫助案主，這樣會破壞可能達成的任何形式的治療效果。
- 在團體情境中，志工絕對不能拿案主的作品互相比較，因為這樣會帶來偏愛和判斷的不舒服感覺。每一位案主都是獨特的，以他們自己的方式來完成工作和操作。
- 志工必須小心，不要過度涉入案主的私人問題，但是要表現出客觀的態度和同理心。
- 不要給建議，而是協助案主決定自己的行動方案，給予正

向支持。

- 不要強求案主，對他們的工作寄予高度期待。這樣的評斷可能會帶來壓力或挫敗感。

- 在護送案主行進時，要注意案主經驗到的感受。甩門帶來的巨大聲響或是判斷錯誤的彎道或入口都可能造成驚嚇，或是引發案主焦躁不安。

- 上課時，志工不應該花太多時間自行交談，這樣可能會讓案主感覺受到排斥和孤立。

- 在團體課中，指派志工照顧那些可能需要協助才能跟上團體腳步的案主。

- 志工的評量非常重要，可以捕捉到案主健康和現狀的微妙改變。有時候志工會注意到案主的細微變化，而你因為和案主日日相處反而錯失了。志工的觀察提供了客觀性，以及／或者證實正在發生的狀況。

- 志工的成功就是你的成功，保持開放的態度面對改變，因為可能有另外的方案或工作方式來完成計畫或工作。志工提出建議展現了進取心，也有助於團隊的凝聚力。

- 如果志工的時間表有彈性，提供他們和其他案主工作的機會。這樣能帶來多樣性，有助於預防疲勞及倦怠。

- 為志工提供持續的教育和訓練，他們是支持你的工作人員。這樣做也同時確保志工跟得上現行的方針和作法，因而建立信心和技巧來處理可能發生的狀況。

擔任志工的報酬

- 學習新的技巧：園藝治療提供了豐富的園藝活動和相關計畫，每個月都會有新的挑戰。從栽種植物到收成，或是利

用植物進行活動，這些技能可以豐富你的生命，或者成為觸媒開創生涯或培養嗜好。

- 社交互動：志工會和形形色色的工作人員、案主及其他志工一起工作。這提供了認識別人的大好機會，分享經驗和成就。

- 從事志工意味著與他人分享你的時間、精力和才華，這種善意本質上會滿足案主，讓他們感受到尊嚴和自我價值。

表揚志工

表揚有很多種形式，不過最令人滿足的，或許是案主、工作人員和社區居民每天表達出來或默示的欣賞與感謝。表彰所有為這項計畫提供良好服務的志工是非常重要的。表揚的時候務必要嘉許每一位志工的辛勞和貢獻。許多醫院和機構透過年度餐會、徽章、獎狀和獎牌來表揚志工。這些都是感謝志工的具體外在形式，然而感激之情是由內而發的。

為什麼我們需要志工

受限於當前的經濟狀況和預算，工作人員無法勝任他們想要完成的所有工作，幸好有人志願貢獻他們的時間和才華來彌補。上課的時候，有不同背景的志工來協助我與案主工作，真是令人愉快。你知道他們在那兒，渴望幫忙，提供你支持與協助。這樣熱衷參與的態度和意願具有感染力，會鼓勵案主投入他們的復元過程。

志工有固定的工作時間或模式，完美的時間表有助於你架構和維持一貫的課程。

如果設計的活動包含了案主無法勝任的工作，例如摘野花製作壓花，志工可以幫忙跑腿，如此案主就能參與他們通

常做不到的活動了。

　　志工往往擁有各式各樣的技能和背景。善加利用這些本錢，找出類似背景的案主，有助於建立默契，爲正向的經驗打好基礎。

　　志工能爲社區帶來健康的前景，打破對於心智健康議題或問題的刻板想法。同時，志工也連結了社區的各項資源和社團。

評量志工的參與

　　如果志工主持或協助一項計畫，他們必須回饋自己的參與心得。這樣的互動能夠帶來良好的溝通，增強關懷和信賴的感受。評量應該每年進行，包括正式與非正式的形式，由工作人員來執行，參考案主的說法。

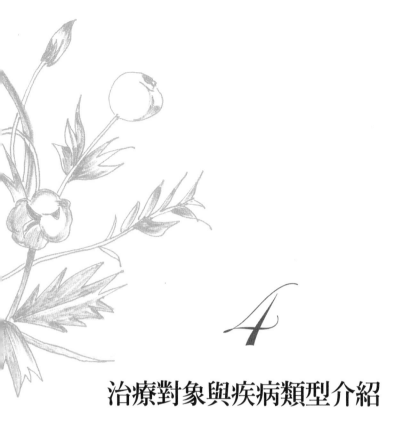

4

治療對象與疾病類型介紹

人本取向理論強調,每個人都應獲得認真的對待和瞭解。治療師不提供建議或直接的詮釋,而是反映或重述案主所說的話,接納同時尊重案主的人性。

　　與案主工作時，我採用爲基礎的治療動力稱爲「人本取
向」或「羅哲斯理論」，這是由美國心理學家卡爾·羅哲斯
（Carl Rogers）發展出來的。這套理論強調，每個人都應獲得
認眞的對待和瞭解。這種以案主爲核心的治療取向，其精義
是每個人都能幫助自己。羅哲斯相信「每個人身上都有基本
的良善與潛能足以成長」。（註1）治療師不提供建議或直接的
詮釋，而是反映或重述案主所說的話，接納同時尊重案主的
人性。羅哲斯的療方是，「提供適當的心理學沃土，讓個人
的成長重新啓動；而這塊土壤就是治療關係」。（註2）

族群和疾病種類

● 精神分裂症（Schizophrenia）

● 憂鬱症／情感性疾患 （Depressive Illness/Affective
　Disorders）

● 器質性疾患（Organic Disorders）

● 酒精與藥物成癮（Alcohol and Drug Addiction）

● 厭食症（Anorexia Nervosa）

　　上述的身心失調都會列入園藝治療課程的綱要裏。與這
些案主工作時，不論屬於哪種疾病，表格內容都會包括：
「診斷或族群」、「爲什麼採用園藝治療？」、「目的和目標」
以及「特殊考量」。部分「課程設計」可以在第十八章的〈園
藝治療教案〉中找到，讀者可以自行查閱。

精神分裂症

　　「一大區塊的失調，通常是精神狀態的問題，從語言、溝
通、思想、知覺、情感和行爲的典型紊亂中呈現出來，持續

六個月以上。思想的紊亂從概念形成的改變彰顯出來，可能導致對現實的錯誤詮釋、錯誤觀念，有時則是妄想和幻覺。心境的轉變包括兩種衝突矛盾的情緒互相拉扯、日漸遲鈍、不搭調，同時失去對他人的同理心。行為可能退化及古怪，因而退縮。」（註3）

為什麼採用園藝治療

園藝治療課程運用園藝及園藝相關活動來維持或努力達到案主最佳狀態的心智功能。藉助溫室、庭園和植物區等沒有威脅的環境，案主可以建立自尊和獨立的感受。

目的和目標

對於所有案主，工作地點（溫室、庭園和活動室）應該是安寧而沒有威脅的環境，幫助他們適應醫院的生活。這種具有治療力量的環境，提供了案主與持續參與課程的良好基礎。使用的植物必須色彩鮮豔，而且無毒。植物的色彩、香味和質地可以轉變思想的紊亂狀態，增強現實感。透過明亮的色彩、質地和香味，感官獲得刺激，確認了當下以及正在發生的事情。

精神分裂症的案主通常會長時間待在醫院裏，而且會產生「經驗累積的無助感」。要鼓舞這些案主上課，需要的是支持的態度和關懷的心意。要達到這樣的目標，必須提供植物和相關器材容易辨識的井然有序的工作環境，帶給案主明確的結構和安全感。與其他案主一起上團體課時，工作人員和志工的參與會促成正向的人際互動經驗。藉由上課，案主增強他們的活動能力，延長專注時間，培養合宜的行為。

掘土、混合土壤和把陶盆打碎，是舒解焦慮和壓力的實

際管道。植物提供了可以觸摸的具體媒介，能夠回應案主的呵護和照料。栽培植物的成果也能提升自尊以及逐漸增強的操作能力。種植蔬菜和香草的技能，讓案主可以栽培自己的食物及學習營養知識，有助於培養嗜好，善用休閒時間。

園藝活動可以鍛鍊身體，例如在花園工作和在大自然中散步，能增進身體健康。

特殊考量

要知道這些案主服用什麼藥物，以及藥物在生理和心理方面的副作用。請參考第六章〈留意案主服用的藥物〉。此外，案主可能對花粉、霉和昆蟲過敏。戶外工作時，要提供防曬乳液、帽子和保護的衣著。

課程設計

提供各種課程來激勵和鼓舞案主。要瞭解案主的能力限制。課程設計應該配合時令和季節，以提供現實感。參見第十七章〈如何安排一整年的活動〉。

憂鬱症／情感性疾患

「情感性疾患是一組嚴重程度不等的疾病。核心症狀是心情周期性的轉變成狂躁或憂鬱，通常伴隨其他典型症狀。」（註4）溫和的憂鬱相關疾患包括莫名的恐慌、執念、焦慮和歇斯底里。嚴重的情感性疾患的症狀，也就是躁鬱症，包括妄想和幻覺，會導致洞察力和判斷力受損。

為什麼採用園藝治療

園藝環境提供了沒有威脅的情境，可以改變案主的心境，提升或恢復情緒的健康狀態。

目的和目標

支持案主建立關懷和樂觀的關係。要正確判斷你的案主處於什麼樣的心境，才能架構活動來提振或改變行為。提供最佳的環境來激勵健康的態度，以遏阻負面思考（例如抱怨身體不舒服）。利用不健康的植物幫助案主瞭解，影響植物成長的原因或問題。這一類的分析可以給予案主機會去內省自己人生出問題的地方。讓他們自己得出結論，並幫助他們走向心智健康的道路。運用能夠增強自信和自尊的課程活動，與傾向於孤立自己的案主交流和互動。

對於展現出充沛能量和睡眠狀況不好的案主，提供他們體力活動，例如掘土、除草和修剪枝葉。睡不著的案主會愛好而且受到夜開柱仙人掌的吸引，這是一種只會在夜間開花的仙人掌，還有花煙草，這種植物會在日落時散發強烈的香氣。這些植物能激發案主的興趣，而積極利用時間。

提供多面向的花藝活動，來激發創造力和想像力。參考第十七章〈如何安排一整年的活動〉。對於注意力短暫的案主，要培養他們的專注力和身體功能，得要利用具有挑戰性和趣味性的活動。短期的計畫能夠帶來即時的欣喜、不會落空的滿足，以及增強自我價值感。

傳授園藝的技巧，例如蔬菜和香草的栽培，鼓勵案主攝取均衡的營養。

特殊考量

當案主焦躁不安的症狀有增強趨勢時，收成蔬菜、澆水或在花園散步等類似活動，能夠鼓勵獨立意識，同時提供空間處理這些情緒。嫌惡碰觸泥土或土壤的案主，會發現不含

天然土壤的栽培介質很適合他們,可以在工作時保持雙手相對的乾淨,減輕他們的焦慮。

課程設計

課程設計應要盡可能彰顯案主的能力和長處。設計性活動可以提升創造力,也是自我表達和發揮想像力的良好管道。

器質性疾患

失智症

「短期和長期的記憶受損,加上抽象思考能力和判斷力的損傷,以及其他大腦皮質功能的紊亂,或是人格改變。這樣的功能紊亂已經惡化到嚴重干擾工作,或平常的社交活動及人際關係。」(註5)

阿茲海默症

最初階段的特徵是記憶力喪失,隨著憂鬱狀態的出現,變得更加顯著。在這種疾病的初始,認知功能會喪失,包括語言、動作技巧和辨識物體的能力都會出現問題,接著出現時空定向感混淆、記憶力嚴重喪失、焦慮和躁動不安的現象。案主也會產生睡眠干擾、漫無目的遊走和踱步的症狀,同時展現攻擊行為。最後的階段包括完全的失智,喪失自制力及走路和說話的能力,最終導致死亡。

為什麼採用園藝治療

溫室或有植物的環境為案主提供安全和不受威脅的地方,適應自己的狀況,舒緩焦躁。經過選擇的香草和花卉成為優良的媒介,提供感官刺激。

由於認知功能退化，不妨修正園藝工作的難度，以配合病人的專注力、記憶力和理解力。

　　在花園散步可以舒緩病人的躁動不安，並且改變負面的思考過程。與植物及花卉工作能夠延長專注的時間，提升技能水準。園藝工作也能夠激發工作技巧及過去的記憶。

特殊考量

　　瞭解這種疾病各個階段的狀況是非常重要的，才能因此判斷案主運作功能的程度，並設計符合案主能力的活動。一定要使用無毒的植物素材，透過味覺、觸覺、視覺和嗅覺來刺激反應。與認知損傷的病人工作，調整環境是重要的準備。保持工作地點安全、舒適和不雜亂；這包括無障礙空間和配合特殊需求而改造的設備。

　　要留意這種疾病的伴隨症狀：嚴重的混淆、沮喪、焦慮和情緒隔離（isolation）。修正你的計畫來配合這些行為，永遠要說明自己是誰，直視案主的臉，說話的語調比聲量更關鍵。用你的雙眼和雙耳「傾聽」，講話速度要放慢。透過碰觸、微笑和語調讓案主安心。與案主工作時，簡短的陳述，例如「澆水」，能夠給案主明確指示，有助於消除困惑，免去案主自己決定的困難。

　　活動要配合季節或節慶。與長期重覆性的工作相比，簡單的短期活動比較有治療效果，案主的獲益也比較大。清楚案主的忍耐限度，工作必須落在他們能力所及的範圍。提供技巧最有效的方法就是透過簡單的指示來示範。

　　運用真實的物體或植物媒材，例如松果、鬱金香球根和落葉，刺激案主，以確認目前的季節。借助視覺輔助教具，

例如，字體清晰的提示卡和大張的彩色海報，能有效幫助案
主意識到自己手上的工作。

酒癮

任何人因為喝酒導致人生出現問題，就是有酒癮了。問
題可能發生在個人、社會、身體、經濟、職場或法律方面。

為什麼採用園藝治療

園藝治療提供案主培養正向的休閒和應對技巧的機會，
幫助他們度過復元歷程。復元的目標是用人或其他事物來取
代酒精，審視健康或不健康的關係，同時因為獲得新的人生
意義而改變生活方式。

目的和目標

園藝治療提供了琳瑯滿目的活動來激發案主的興趣，鼓
勵他們持續治療。園藝技能的養成，可以提升自尊和價值
感。而且園藝治療提供的環境比起其他熱鬧而耗神的療法更
讓人放鬆得多了。培養出來的實際技能，出院後也能善加利
用。不僅運用時間的品質改善了，同時能修正負面的生活方
式，藉由身體勞動或創意活動，自然的舒解了壓力。透過栽
培香草和蔬菜，案主獲得正確的營養知識。在花園中勞動，
從事各種雜務，接觸新鮮的空氣和陽光，能夠培養或保持體
能。與植物工作是嶄新的學習經驗，除了提供知性方面的刺
激，也讓案主學會呵護和照顧有生命的植物。

特殊考量

在復元的歷程中，案主或許看起來身體健康，但是因為
酒精對身體的影響，案主身體和工作的耐受度可能有限。要

敏感覺察酗酒者在復元過程中經驗到的各種情緒：沮喪、自我價值低落、內疚和絕望。如果工作對象是男性，先引進不會感受到威脅的活動，例如栽種蔬菜或香草，然後逐漸發展出比較需要創造力的課程，才能鞏固性別上的安全感。

課程設計

如果案主身體健康，他們可以從事絕大多數的園藝工作。參見第十七章〈如何安排一整年的活動〉。

厭食症

「拒絕讓體重超過就年齡和身高而言最輕的正常值；極度恐懼體重增加或變胖，即使體重已經過輕了；扭曲的身體形象；女性會有停經現象。」(註6)

為什麼採用園藝治療

年輕人住進醫院，對環境會產生困惑和害怕。溫室和植物區提供了安全、呵護的環境，可以減輕這些恐懼。因為厭食症進行攝食治療的過程中，充滿植物的環境可以為案主提供避風港。

目的和目標

園藝活動能激勵心智，並且有助於減少對食物或體重的成見。透過正向經驗能增強自我價值感。在溫室進行的團體課程可以促進健康的行為，增加工作人員和案主之間的互動。對植物素材及相關活動產生興趣時，專注程度就會提高。人格特質，例如鬱鬱寡歡和固執的想法，會因為持續參與架構分明的活動而改變。

因為營養價值而栽種蔬菜，就是在教導案主如何取回這

些營養素，例如鉀，案主往往因為嘔吐或使用利尿劑而流失了鉀。透過園藝活動，案主學會規律的運動。

課程設計

課程內容必須帶來成就感和自尊。創造性活動就是絕佳的方案，能夠展現想像力和表達自我。

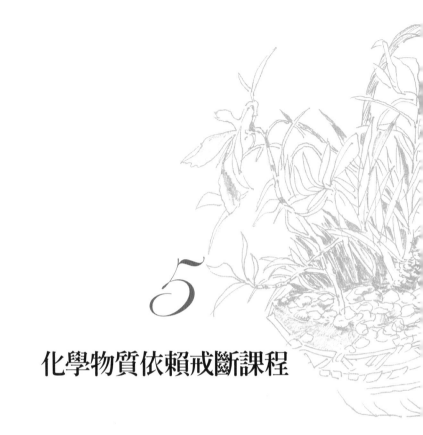

5

化學物質依賴戒斷課程

接受戒斷治療的案主會經驗到各種情緒，例如沮喪、自我價值低落、內疚和絕望。培養園藝技能，在花園或溫室中完成有意義的任務，有助建立自尊和自我價值感。

盛開的藍色風信子散發出迷人的香味，瀰漫在溫室溫暖濕潤的空氣中。大片垂落、綠葉紫背的吊竹草沿著屋椽成排懸掛。一箱箱的肥沃黑土和白色珍珠石錯落在熱帶植物的展示台之間。這些畫面和感官刺激，歡迎康復中的物質依賴案主進入園藝治療計畫。

任何人因為物質濫用導致人生出現問題就是「物質依賴患者」。這些案主來到賀伍德中心，被安置於賀伍德的「酒精和藥物戒除計畫」（HADS）。他們的問題可能是個人、社會、經濟、職業或法律方面的。「酒精和藥物戒除計畫」讓案主得以接觸眾多治療性和休閒性的治療課程。園藝治療為這些案主提供了豐富的活動，以達成個人或團體的康復目標和目的。其中一些目標包括以人替代酒精和藥物，審視健康或不健康的關係，獲得新的人生意義以改變生活方式。

園藝治療協助案主透過休閒活動，發現他們成長、學習和改變的潛能，因此也有能力過著比較高品質和心滿意足的生活。

相較於其他熱鬧而耗神的治療方案，綠意盎然的溫室和花園提供了沒有威脅和安全的環境。在這裏，案主掌握栽種植物的技巧，談論他們的疾病，同時發現不必使用酒精或藥物就能享樂的可能性。園藝治療計畫中的課程包括：栽種蔬菜、繁殖植物、仙人掌盆栽、製作藤蔓花環，以及其他林林總總的園藝活動。傳授的實際技巧，出院後可以運用來協助改善時間的利用，同時改變負面的生活方式。

復元中的案主在康復歷程中會經驗到各種情緒，例如沮喪、自我價值低落、內疚和絕望。培養園藝技能，在花園或

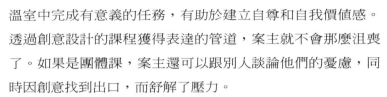
溫室中完成有意義的任務，有助於建立自尊和自我價值感。透過創意設計的課程獲得表達的管道，案主就不會那麼沮喪了。如果是團體課，案主還可以跟別人談論他們的憂慮，同時因創意找到出口，而舒解了壓力。

「酒精和藥物戒除計畫」的目標是「SMART」（聰明之意：明確、可評量、可及的、結果導向、即時／可依循），同時必須符合案主的能力。我曾有一位案主難以專注在用松果創作花環的活動，經過一段時間及重複指示後，他終於能夠完成這項設計。他留著眼淚告訴我，「每個人」，包括他的家人，「都放棄他了」，這是他第一次有能力完成和成就一件有價值的事。團體的成員也都明顯表現出支持和關懷之情。志工也會協助上課的人，幫忙每個人獲得正向結果，領略到健康的回饋和良好的溝通。

有時候，和植物工作能幫助有酒癮的人瞭解喝酒帶來的問題。一位在溫室工作的案主無法面對她酗酒的事實。她認為她只是社交應酬喝喝酒而已，否認真相。我故意讓她為翡翠木澆過多的水一段時間，最後這株植物變得枯黃而奄奄一息。這樣的結果讓她看見植物澆太多水和她物質濫用，兩者後果的類比關係。

夏天時，我們讓案主在庭園的花床中工作，栽培許多種類的香草、蔬菜和花卉。通常，女性會熱切的想要幫忙，積極投入這些花園工作，而男性面對似乎不符合自己對男性角色認知的工作時，容易產生抗拒。不過，一旦整個團體動起來了，開始享受同志情誼，這些抗拒就會消失，出現比較願意接受和主動的態度。在花園上課的時候，我們會談論在戒

除酒癮、恢復身心健康的路途上，栽種植物爲何扮演了重要角色。

　　幾乎所有物質依賴的人在依賴期都吃得很糟糕。雖然這些案主看起來頗爲強壯，事實上他們的身體和工作耐受度多少受到損傷。酒精和藥物的使用會破壞食慾和營養的吸收，同時身體對某些維他命的需求會增強。維他命 B1 和 C 的缺乏會導致腳氣病、壞血病、科塞克夫氏症候群（Korsakoff's Syndrome）和偉尼克氏症候群（Wernicke's Syndrome）。案主學習哪些水果和蔬菜含有必需的維他命和礦物質，以及缺乏時會如何危害身體。這些資訊讓案主瞭解要完全恢復健康，營養有多麼重要。他們的體力不但會增強，而且接觸新鮮空氣和陽光能改善他們的整體健康。

　　這些課程還可以衍生出自然散步和學習生態學，不僅是學習經驗，也能重新喚起與自然和快樂時光相連結的舊有感受和記憶。指認各種樹木和野花成爲踏腳石，讓人聯想起過去的事件，重溫每個人在生命的某個階段在哪裏做了些什麼事。瞭解成長周而復始的本質，能加深我們對生命的讚嘆，而且是非常靈性的經驗。

　　過去幾年，我發現對於正在經歷康復過程的人來說，園藝深刻影響了他們的人生。不只是導向獲益良多的生活方式，也能帶來更健康、更快樂的前景。

　　從前的案主會送我松果、葡萄藤和他們栽培的新植物，跟我分享他們的正向經驗和後來的狀況。一位嚴重酗酒的前案主，放棄了壓力大的工作，開了一家工藝店，這是因爲上過創意設計課程的結果。她的的確確改變了生活方式，爲自

己和家人開創了新的事業和人生。

　　我親眼目睹了這項計畫如何幫助康復中的酗酒者洗心革面，重新找回主控權，駕馭生命中往往不可控制的事件，而且不再依賴酒精和藥物。

　　或許園藝不是每個人的萬靈丹，但是對某些人，園藝是邁向康復及自我實現的道路！

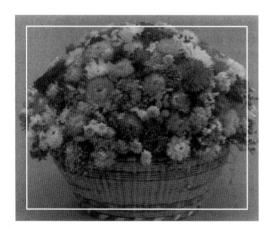

這盆美麗的乾燥花擺設是由我之前的一位案主創作的。她送這盆花給我以表達感謝，因為園藝在她康復過程中扮演了重要角色。她寫道：「我在開車兜風時，注意到沿路上野花盛開。我開始減慢車速，領略到鄉間是多麼美麗。我隨時都帶著剪刀和『雨靴』，永遠準備好萬一發現什麼東西可以增加我的收藏。我常常想到，過去我在這些道路上開過幾百回了，卻視而不見存在那兒的美景。我猜原因就是喝了那麼多年的酒和漠不關心。」

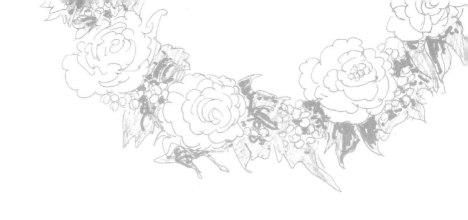

6

留意案主服用的藥物

園藝治療師熟悉案主服用的藥物至關重要。許多藥物
都有我們應該認識清楚的副作用和狀況,以避免或減輕傷
害。

　　園藝治療師熟悉案主服用的藥物至關重要。在許多案例中，藥物治療是案主正在接受的治療的一部分。不過，許多藥物都有我們應該認識清楚的副作用和狀況，以避免或減輕傷害。列在這裏的準則並沒有涵蓋一切，而是園藝治療師必須關心的。

　　下列的清單會列出藥物名稱、適應症、可能的副作用或注意事項。這份資料來自安大略多倫多克拉克精神醫學院（Clarke Institute of Psychiatry）藥學系提供的藥物清單。

抗癲癇藥物，卡巴馬平，癲通（Carbamazepine）

　　用來治療癲癇、三叉神經痛和情感性疾患的藥物。

副作用：移動太快會引發眩暈、昏睡、運動失調、視力模糊和皮膚敏感。

注意事項：服用這種藥物的案主不能太快站起來，或者參與過於激烈的活動。避免需要良好手眼協調的活動，例如栽種細小的種籽和移植小苗，直到案主恢復清晰的視覺。

精神安定劑（Neuroleptics）

　　這一類藥物就是抗精神病藥物，用來治療急性或慢性的精神病症狀，包括精神分裂症、躁症和器質性疾患。

副作用：昏睡和嗜睡、口乾、視力模糊、暈眩、遲發性不自主運動（肌肉的不自主動作），以及接觸到一點點陽光就嚴重曬傷。

注意事項：避免快速的動作，給案主固定的休息時間。提供水或酸味的糖果舒緩口乾，同時預防脫水。肌肉會不自主動作的案主，除了精細工作以外，可以從事大部分的花園雜務。因為接觸到一點陽光可能就會嚴重曬傷，務必確定案主

穿戴了保護衣物，同時塗抹了含有PABA（對胺基安息香酸）的防曬乳液。選擇早上的時間到庭園工作。對於透過注射長效針劑以得持久藥效的案主，在注射後48小時的藥效內，不要過度投入超過正常範圍的體力活動。

抗精神病藥物，氯氮平，可致律（Clozapine）

這也是一種精神安定劑（抗精神病藥物）。這類藥物用來治療對其他精神安定劑沒有適當反應的急性或慢性精神分裂患者。

副作用：昏睡和嗜睡、口乾、流口水、暈眩或頭暈、肌肉痙攣、遲發性不自主運動和發燒。

注意事項：避開令人想睡覺的高溫，提供新鮮的空氣和振奮的活動。手邊要有飲用水和酸味的糖。不要讓案主站立太久，要有短暫的休息時間。如果有明顯的肌肉痙攣，不要進行需要良好手眼協調的活動，同時避免用到玻璃的計畫（例如生態缸）。保持暢通的空氣循環，避開可能會影響案主體溫的大太陽區域。待在戶外要穿上保護的衣著，塗抹防曬乳液。

環狀抗鬱劑（Cyclic Antidepressants）

這類藥物主要用來治療憂鬱症，也能舒緩焦慮。

副作用：口乾、視力模糊、出汗和肌肉顫動。

注意事項：避免暴露在高溫潮濕的環境中，因為藥物可能會影響身體調節體溫的功能。

安眠藥／鎮定劑（Hypnotics/Sedatives）

這類藥物是用來治療睡眠問題。

副作用：晨起委靡、焦躁不安、胃不舒服、迷糊或時空定向

感混淆、神經緊張、亢奮和行為改變；無法協調平衡導致跌倒和眩暈。

注意事項：在案主顯得委靡不振和焦躁不安時，改變你的活動來引發興趣，允許案主從事各種不同工作，以保持高昂的興致。

抗帕金森氏症藥物（Anti-Parkinsonian Agents）

這種藥用來治療有些案主因為服用精神安定劑導致肌肉不自主動作的副作用。

副作用：昏睡和嗜睡、口乾、視力模糊、噁心或胃灼熱，時空定向感混淆、肌肉無力和發燒。

注意事項：避開高溫，提供不需要用到良好手眼協調的振奮性活動。

抗焦慮藥物（Anxiolytics）

這種藥用來治療焦慮的症狀。抗焦慮藥物屬於溫和的抗精神病藥物。

副作用：昏睡和嗜睡、視力模糊、動作不協調、講話含糊不清。

注意事項：提供振奮性活動，避開需要良好手眼協調的工作。

鋰鹽（Lithium）

用來治療情感性疾患。

副作用：顯著的顫抖、失去平衡、語言含混不清、不正常的虛弱或昏睡、眩暈、口乾、視力模糊、出汗和容易亢奮。

注意事項：案主需遵守特殊的飲食規定，以避免食物對藥物產生的任何反應。留意所有的副作用，採取因應措施。

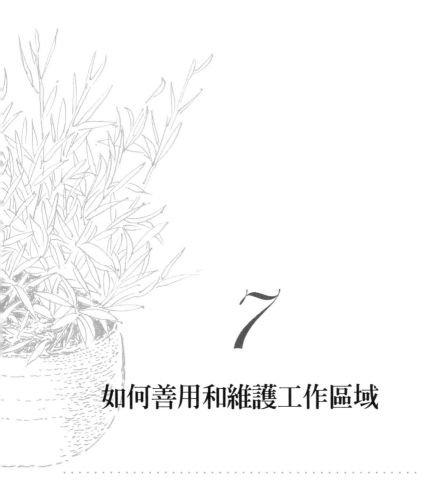

7

如何善用和維護工作區域

　　不管是在醫院、機構或活動室裏進行園藝治療課程，良好的場地維護都是重要的成功因素。最重要的原則就是乾淨整齊的環境。

地點的選擇

溫室

　　對於想要從事園藝治療的人來說，第一選擇就是溫室。因為溫室是栽培植物的最佳環境！溫室也為案主提供了絕佳的治療環境，因為玻璃圍牆和屋頂帶來的開闊感覺，會讓人產生在戶外的幻覺，因而創造出安全的氛圍。由濕潤的空氣和溫暖的陽光營造出來的溫室氣氛，能夠孕生舒適、幸福的感覺，與泥土和自然緊密連結。夜晚時溫室獲得不同的風貌，盎然的綠意、迷人的芬芳和濕潤的涼意，令人陶醉。

　　在賀伍德，一大片玻璃展示櫥窗讓訪客、案主、工作人員和志工可以看到裡面的溫室和上課區域。櫥窗展示的是園藝治療課程中正在進行的計畫和活動。許多成果都是可以銷售的。櫥窗每個月都會重新布置來呈現季節或事件。

　　溫室鄰近咖啡屋，開闊和光亮助長了幸福感以及對園藝治療課程的興趣。也為醫院環境帶來良好的公關效果。

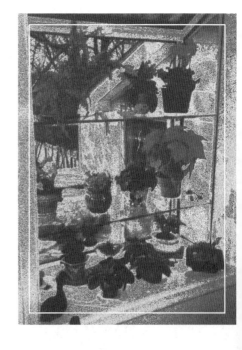

幾乎任何植物都可以在溫室中生長，只要你懂得如何栽培和照顧。溫室讓你能夠在最理想的條件下控制作物。在這裏，就算水和泥土灑出來了也毋須馬上清理乾淨。植物有空間從平地筆直成長，也有空間容納各式各樣大大小小的植物爭奇鬥豔。溫室讓我們能經驗植物的所有面向，包括只有在溫室才聞得到的美妙清新的氣味。

日光室

日光室也能用來進行園藝治療課程。植物可以在這裏成長，園藝活動也得以展開。不過有幾項限制。日光室的氛圍通常是比較人工的，因為日光室往往成為展示植物的櫥窗，成熟的植栽以盆栽的方式陳列，而不是從種籽開始栽培。在大部分的機構裏，日光室通常設計成多用途的區域，進行其他活動。日光室的建造費用也很昂貴，往往是主建築的延伸，而且光線不夠充足，除非是面南的方位。方便輪椅的改建或其他改造計畫經常會受限於空間的限制。維護會比較困難，因為地板表面不是自然的材質，例如水泥，水和土壤潑灑出來必須馬上處理，免得造成危險或是踩到別處去。一定要有良好的通風設備，還有某種形式的遮蔭，植物才不會枯死。雖然如此，用點心思去設計，日光室也可以改用來進行園藝治療。

工作區的設備

在裝修工作區時，首先要有止滑的地面，最好有排水口；配合輪椅高度的桌子，大約76公分高；有把手的舒適椅子；大型的容器或箱子裝滿了不含天然土壤的栽培介質、珍

珠石和蛭石；可以用來清洗和排水的水槽區；大大小小的澆水器；水盤和花盆；圍裙；清潔工具和掃把、畚箕。

花盆

最常用到的器具是花盆，所以必須儲備大大小小的各式花盆，可以是塑膠盆或陶盆。塑膠盆是石油的副產品，或者用回收的塑膠再製，因此比較便宜。陶盆雖然比較貴，卻比較適合大株的植栽。陶盆的缺點是必須定期刮除和清理累積的白色水垢。

其他必要的器具包括用來栽培植物的平盤和育苗盤（穴盤）。我使用「Rocket Packs」（譯註：品牌名稱），因為這種育苗盤非常適合繁殖植物，可以承裝26株植物，既輕巧又便宜。

不管是在室內或室外挖土，都會需要圓鍬、鐵鏟、鐵叉和小平鏟等。如果案主手部有關節炎，我會讓他們使用裝上護墊的大型湯匙。也需要釘耙、鋤頭和適當的工具用來墾地耕種和除野草。至於修剪枝葉，品質好、容易回彈、操作上輕巧的修枝剪值得投資。你同時需要形形色色的支援道具，例如木樁、紮綁的細繩、銷售時需要的標籤名牌等。

在戶外需要有獨輪手推車載運重物，長水管也是必要的。水管口套上有細孔的噴嘴，讓灑水能夠均勻。

剪刀、刀子和修枝剪刀等銳利工具，必須保持鋒利，不用時收藏好。

維護

不管在任何區域進行課程，例如醫院、機構或活動室

裏，良好的場地維護都是重要的成功因素。這涉及了好幾項
程序。下述的維護步驟主要是針對溫室，不過在任何工作區
域，基本原則都是相同的。

乾淨整齊

最重要的原則
就是乾淨整齊的環
境。不管在溫室、
活動室或日光室都
一樣，地面、座位
和其他工作區域都
得保持乾淨整齊。

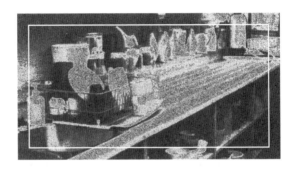

使用溫和的漂白溶劑或其他形式的消毒劑防治細菌和疾病。

工具

使用工具時，要確定鏟子、湯匙、剪刀、刀子、修剪工
具，以及其他一切用於園藝活動的器材，都有定期清洗，並
用酒精擦拭過，因此疾病和其他問題不會傳染給植物。任何
時候工具都應該維持良好狀態，因此與案主工作時，工具隨
時能派上用場，不必因為剪刀鈍了，或是鏟子生鏽，而暫時
中斷課程。預防問題甚於處理問題，處理問題既花錢又浪費
時間和精力。

遭感染的植物

顯而易見的，要維護工作區域，明智的作法就是不要把
生病的植物帶進工作空間。如果帶進生病的植物只會創造出
更多的問題。如果打算照顧生病的植物，可以另闢一個專區
命名為「植物醫院」，或者其他吸引人的名字。但是要確保生

病的植物遠離健康的植物，這樣才不會傳布疾病或蟲害。

防治疾病的擴散

　　不管是使用化學藥物，或是以自然的方法替代，遏阻疾病的蔓延是非常重要的。今日，人們會非常留意環境議題，也警覺到保護地球免於化學物質傷害的急迫性。

　　大多數人偏好自然方法。然而還是有一些化學藥物，例如馬拉松（Malathion）和大利松（Diazinon）都可以安全的使用在溫室中，不過在通風不好的日光室或工作室中使用會有風險。

自然防治法

　　最好的防治就是一開始就沒有蟲害！如果你的植物在帶進工作環境之前是乾乾淨淨的，你就不會遇到問題了。仔仔細細的檢查植物，把葉子翻過來檢查，看看葉面底下有沒有藏著幼蟲、蛛網、黴菌或發霉，或是蛀蟲的痕跡。要非常徹底的搜索，不確定的時候使用放大鏡幫忙。不過，即使是最仔細的檢查，都可能錯過幼蟲或受到感染的葉子。萬一植物出了問題，可以採用下述的自然方法來對治。

　　其中一種方法是使用純正的肥皂，不要弄錯成清潔劑。溶化一些肥皂，製成溶液，加進1公升的水，可以拿來清洗植物。每3～5天，就用溶液噴灑植物一次，確定植物都乾乾淨淨，沒有疾病和蟲害。

　　另外一項自然方法是使用抓害蟲的黏蟲紙，可以購買這些黏蟲紙貼在木棒上，然後把木棒放置或懸掛在植物旁邊。這些黏蟲紙會吸引昆蟲，例如：介殼蟲、蚜蟲、白粉蝨（白蠅）和薊馬。在大多數的園藝中心和有些花店都買得到。

第三種方法，在加拿大的家庭中最常使用的就是
「Safer's soap」殺蟲劑。這種產品廣泛使用，毒性低又有效。
遵循廠商針對特定問題的指示來噴灑植物。參見第八章〈如
何照顧植物〉。

第四種防治蟲害的方法是生物防治法，意思是引進能夠
吃掉害蟲的昆蟲當宿主。瓢蟲會消滅蚜蟲，至於白粉蝨，可
以用一種叫做黶小蜂的寄生蜂來對付。還有一種肉食性的捕
植蟎可以非常有效的控制紅蜘蛛（葉蟎）和二點葉蟎成群出
沒。捕植蟎只會捕食其他的葉蟎維生。

溫度和通風

如果沒有良好的通風，空氣會變得停滯不流動，成為滋
生害蟲、黴菌、真菌和一大堆其他問題的溫床。如果是小型
日光室，要用電扇或抽風機來保持空氣流通，或排除過多的
濕氣和熱度。如果是溫室，應該裝置溫度上升到某個標準就
會自動開啟的通風口。也應該有風扇送風到溫室每個角落，
保持室內溫度符合栽種植物的需求，或至少保持在防止病蟲
害滋生的溫度。定期沖灑走道和小徑，可以提供適量的濕
氣，讓植物生長茂盛。但是要記住，濕度過高可能導致植物
因為長黴而凋萎，然而濕度太低的乾燥環境又有利於昆蟲的
成長。

防止過高或過低的溫度，室溫應該保持一致。晚上的溫
度通常會涼一點。

日照

為了維持植物的良好生長，充足的光線絕對不能少。然
而陽光太強時，還是要提供遮蔭，可利用陰影和隔熱窗簾或

是遮光的塗料。參見第八章〈如何照顧植物〉。

水源

確定水源沒有經過水質軟化的處理，因為水質軟化會增加鹽分含量。應該就近取水，這樣就不必提水，或從遠處接水管取用。

土壤區

要有一塊儲藏土壤的專區，這樣案主才知道什麼東西在什麼地方。這塊區域應該有一箱一箱經過殺菌處理的土壤。如果不使用土壤，就應該準備一箱箱的無土栽培介質。你也應該有一箱蛭石和珍珠石，這些石子要保持足夠的濕潤，免得微細的石屑剝離出來散入空氣中，讓案主吸進去。

肥料

大多數植物都可以使用氮磷鉀比例 20 — 20 — 20 的水溶性肥料。

花盆

花盆應該例行清洗以保持乾淨，使用溫和的肥皂溶液，之後在水中加入醋或漂白水來清洗。調製的比例是，每公升的水加 85 毫升的醋，或每公升的水加 28 毫升的漂白水。把乾淨的花盆收藏在座位底下，既可以保持乾淨，又方便取用。陶製的花盆必須刮除掉任何累積的鹽分和鈣質。

預防措施

細心的維護可以讓植物保持健康，然而即使是最嚴密的檢查，有時也不免百密一疏。定期檢查植物，這樣就能及早發現問題。清理乾淨同時移除任何一株生病的植物，不要讓枯死的葉子和花朵掉下來堆在一起，這會讓問題蔓延開來。

選擇強健和容易生長的植物。記住，根據擁有的日照和區域，栽培能夠適應條件的各種植物。

安全措施

良好的維護還有一點特別重要，必須有上鎖的儲藏區來收藏維護器材。漂白水、酒精，或者任何可能用到的化學物品，還有鋒利的工具都可能對案主產生致命的危險。保存所有產品的「物質安全資料表」（MSDS），這樣才能清楚產品的內容、用途、保存條件、有效日期、急救資訊，以及著火和爆炸的風險。「物質安全資料表」是一份雙頁或更多頁的文件，針對管制物品詳細說明其危險，並提供安全處理的資訊。要確切清楚所有物質的毒性和容許暴露的程度，以及如何對應緊急事故和急救的程序。自從加拿大通過79號法案之後，目前大多數醫院和工廠都強制規定工作人員和志工必須清楚所有預防警戒措施。安全係數是風險管理中不可或缺的部分。想獲得進一步的資訊，請洽政府相關部門。

真菌防治

植物經常會受到病蟲害的攻擊。而真菌通常可以藉由每個月定期使用殺菌劑來預防或治癒。使用時以粉末的形式，或是透過噴霧器來噴灑。不過要小心，這些殺菌劑毒性很強，請採取必要的警戒措施。

如果只有幾株感染的植物，這種處置方式的費用要超過植物本身的價格，所以與其治療，不如丟棄。如果是栽培小苗或其他型態的植株，要確定使用「No-Damp」殺蟲劑或其他類似產品，幫助預防真菌滋生。

害蟲防治

　　認識成群侵襲植物的昆蟲，熟悉牠們的生命週期，才能知道如何對付牠們。

　　下列是一些在溫室植物上找到的主要昆蟲。

蚜蟲

　　這些小昆蟲成群結隊出沒於新長出來的植株。牠們會讓葉片和花朵變形變色。使用「Safer's soap」或肥皂水，或是拿刷子沾上強效外用酒精擦拭植物來除蟲。如果有一大片植栽感染，使用馬利松或大利松等化學溶劑可能比較方便，但是這些化學農藥有毒，所以要遵照指示，極為小心的使用。

葉蟎（紅蜘蛛）

　　葉蟎體型非常小，牠會吸吮植物的汁液，導致葉片壞死。可以從牠們留下來的小小蜘蛛網辨識出來。用放大鏡來搜尋葉蟎，因為牠們很難用肉眼看見。乾燥而通風不良的環境，有利於葉蟎的繁殖，所以要有恰當濕度和合宜的栽培環境。葉蟎可以用夏油（休眠油），或是其他窒息卵而殺死牠們的產品來對付。再強調一次，瞭解葉蟎的生命週期，可以幫忙消滅成蟲和幼卵。

介殼蟲

　　介殼蟲有軟殼也有硬殼的種類，黑色或是棕色，行動遲緩。牠們會留下有點像「棉絮」的白色黏絲，可以用酒精、強效肥皂或馬利松來對付。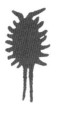

粉蝨

　　這種昆蟲繁殖力超強，會產下成千上萬的卵。如果撕下一小塊紙扔到地上，就會得到粉蝨長什麼樣子的概念。牠們是小小的白點，比一粒鹽大不了多少，在植物之間飛來飛去，幾乎所有植物都是宿主。使用「Safer's soap」或肥皂水噴灑，每三天進行一次，為期兩個星期，以打破幼卵到成蟲的生命循環。馬利松和大利松也有效。

蕈蚋

　　另外一種橫行的昆蟲是蕈蚋。這些昆蟲依賴潮濕植物上的腐敗物質維生，卵和成蟲必須在土壤中被消滅，可以使用系統性殺蟲劑，或是噴灑「Safer's soap」、大利松或馬利松。這些方法都可以交互使用。在兩次澆水之間要讓土壤全乾。

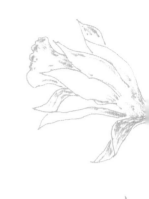

8

如何照顧植物

　　避免種植需要特殊栽培條件和照顧的異國植物。為案主栽種形形色色的植物，一來提供多樣性，再者容易成功，同時也擁有豐富的素材可以進行各種計畫和活動。

因為與案主工作時使用的媒介是植物，最好拿健康的樣本展示給案主看。否則，就得面對這樣的狀況：你使用的植物媒介疾病纏身，加深案主的沮喪及抑鬱的感受。

要在溫室、日光室或窗邊栽種哪種植物，取決於可以取得的光源。這些光源有：北邊、南邊、東邊和西邊的日照，還有角度略偏的東南方或西北方等的日照。栽培的植物如果適合可以獲得的光線，就會有健康的植物。下述日照條件和相合的植物範例，可以幫助起步。

溫室或日光室應該向南才能獲得最充分的日照。冬天時，太陽光從東方走到西方，帶來了最充足光照，讓植物長出健康的葉子和花朵。

南向日照

對於很多植物，這是絕佳的光源。下列是在面南的區域可以茂盛生長的植物：

- **四季桔**在這樣的日照下欣欣向榮，會開出芬芳美麗的花朵，結實累累。這種植物既有香味又有色彩，而且看見黃澄澄的果實，會激勵案主自己栽種。
- **多肉植物和仙人掌**有無數的品種和栽培種，也能在這樣的日照中健康生長。參見第十八章介紹的「組合盆栽」。
- **朱槿**是優美的熱帶植物，能開出大朵光彩動人、單瓣或雙瓣的花朵。
- **彩葉草**是可以生長在室內的一年生植物。這種植物因色彩鮮豔的葉子而吸引人的目光，很容易繁殖。

東向日照

這是早晨的陽光，涼涼的不會有變化。喜歡這種日照的

植物是：

- **蕨類**是我們的祖父母喜歡在處於東邊日照的陰涼房間裏栽培的植物。俗話說：健康的蕨類一經搖晃就會颯颯作響。
- **秋海棠**是一個龐大屬別，有漂亮的花朵和迷人的葉子。
- **苦苣苔科植物**包括了**非洲堇**和**大岩桐**兩大屬別，有許多品種、變種和園藝栽培種。
- **吊竹草**也喜歡這樣的光線。這種懸垂的植物葉形很有趣。
- **常春藤**喜歡東邊的日照，但是不耐高溫。

西向日照

這是暖洋洋的午後陽光。植物需要特別的照顧，記得澆水預防枯萎和葉子曬焦了。夏天溫度最高，務必確保空氣流通。利用遮陽裝置或是在溫室或日光室的玻璃上塗一層隔熱塗料，以減少強光，降低溫度。在這種日照下生長良好的植物是：

- **仙人掌**能夠忍受強烈的陽光，但是要避免高溫。
- **粉藤**是大型懸垂植物，葉片光滑、茂密，需要寬闊的生長空間。
- **觀葉鳳梨**會長出各式各樣有趣的簇葉和花朵。水要澆在植物的中央，避免烈陽照射。
- **毬蘭**有蠟質的葉片，優雅的花簇生成一團，散發出咖啡一般的香味，飽含花蜜。
- **虎尾蘭**是強健的植物，在陰涼的地方或陽光下生長茂盛。
- **翡翠木**也喜歡閃亮的日照。

北向日照

這是較弱的光線，大多數環境皆如此。面北的方位能帶

來持續、可靠且不變的日照。把牆壁漆成米黃色或乳白色反射進來的光線，可以增強或補充較弱的光照。在這種日照下生長得很好的植物有：

- **粗肋草**斑駁燦爛的葉子創造出優美的質感，非常適合低日照區域。
- **竹蕉類**有許許多多的品種、大小和形狀，在低日照的角落或區域生長良好。
- **蔓綠絨**是另外一種在低日照下生長良好的植物，可以栽培成樹叢、盆栽或是垂掛植物。蔓綠絨有許多有趣的葉形，供人選擇。
- **白鶴芋**是家庭中常見的開花植物，有翠綠光滑的簇葉，會開出一朵優雅的花。

　　記住每星期要將所有的植物轉四分之一圈，以保持它們的均衡成長，避免一直朝著光源伸展過去。

澆水

　　這是照顧植物重要的一環。用來澆植物的水必須是室溫。將水盛在沒有蓋子的水桶裏，直到水達到室溫。也可以利用除濕機製造出來的水、茶壺中剩餘的水，或是雨水來澆灌植物。澆水要徹底，讓水分流出盆外，倒掉多餘的水。等到植物全乾了，再重複相同的步驟。

　　記住，有些植物例如蕨類和朱槿，需要一直保持濕潤。絕對不要把水「裝在一個口袋裏」（只澆一個地方），意思是要把花盆的每個角落都弄濕，確定土壤徹徹底底飽含水分。不要讓植物浸泡在水裏，這樣會導致土壤缺氧，使得植物枯萎。如果花盆上出現一圈水垢，那就是泡在水裏太久了。

噴水

　　為植物噴水能保持濕度，有助於營造健康的植物環境，同時遏阻害蟲滋生。不要為葉子有絨毛覆蓋的植物或秋海棠噴水。另外一個方法是把你的植物放在裝了小石子和水的碟子裏。這樣一來，水的高度不會碰觸到花盆底部，而水會在植物四周蒸發成水蒸氣。

肥料

　　肥料含有三種主要成分：氮肥有助於植物的翠綠和莖幹發育；磷肥幫助根的生長；鉀肥則是促進花開和強健根莖。賞花植物一整年都需要更多的營養以利成長和開花。施肥之前要先為土壤澆水，讓營養素得以更迅速均勻分布於整個土壤區域。一般常用的全效型，氮磷鉀比例 20 ─ 20 ─ 20 的水溶性肥料，適用於園藝治療課程中的大多數植物。

　　可以取得的天然肥料是魚肥和骨粉，或是血肥加骨粉。將這些可溶於水的營養素加水混合，然後澆溉土壤，讓肥料流過整個花盆，然後倒掉多餘的部分。

　　大多數賞花植物至少一個月要施肥兩次，才能促進生長和開花。綠葉植物在冬季不怎麼需要肥料。如果栽培特別的作物，要去研究適合的肥料和生長條件。就大多數園藝課程來說，避免種植需要特殊栽培條件和照顧的異國植物。為案主栽種形形色色的植物，一來提供多樣性，再者容易成功，同時也擁有豐富的素材可以進行各種計畫和活動。

　　對於栽種在溫室的植物，便宜而有效的施肥方法是使用一種噴灌系統。這種系統「Hozon」利用一個裝在水龍頭上的虹吸式銅製混合器，精確的把肥料吸進來，再透過花園水

管爲植物施肥。

土壤

　　永遠要使用殺菌過的土壤。市面上有販售的袋裝無菌土，加進珍珠石、蛭石和泥炭苔來減少土壤的分量，成爲適合所有用途的栽培介質。珍珠石是一種可以改良土質的白色礦物，來自火成岩，蛭石則是取自雲母石。

　　就大多數課程，我建議使用不含土壤的栽培介質，它是一包一包的販售，以體積計價。栽培介質通常會包含珍珠石、蛭石和泥炭苔，再加上幫助吸收水分的保濕介質。有些栽培介質可能含有促進植物生長的肥料，非常適合用來播種和栽培絕大多數植物。無論如何，種植在栽培介質中的植物一定要施肥。有許多種栽培介質以不同的商標名稱在市面上販售。

　　對於大株植物，例如仙人掌和多肉植物，以細砂取代珍珠石或蛭石，或者去購買仙人掌專用土壤。這種土壤有較好的排水性，能夠平衡植物的重量。園藝用煤炭可以加進任何混合介質中，使栽培介質更健康，以利植物生長。

花器

　　有許多樣式的容器可以用來栽培植物，例如陶盆、編織籃、瓷盆和寶麗龍盒。選擇最有效率和花費最值得的花盆或容器。陶盆是有孔的天然素材，讓植物根系容易呼吸。可惜的是，陶盆會累積鹽垢，必須要定期濾洗加以清除。濾洗時要用水沖洗整株植物，才能洗掉鹽垢。鈣質的累積會讓植物乾枯，導致葉片枯黃，葉尖成褐色。陶盆適用於較重的植物，例如印度橡膠樹、翡翠木和仙人掌，因爲陶盆的重量可

以撐得住這些植物。

　　塑膠花盆和育苗盤用來栽培溫室中大多數的植物。這些容器經濟、輕巧又實用，而且有各種形狀和尺寸。塑膠花盆很適合垂吊的植物，因為很輕，又不會讓水很快就乾了。塑膠盆是栽種小苗的理想選擇，以後要換到更大尺寸花盆時不會太費力。案主也會發現塑膠盆既容易清洗又好收藏。

　　如果植物直接長在瓷盆裏，會沒有辦法排水，因此澆水時要特別小心，避免澆太多水。一定要在盆底放一層小石子或碎陶片以利排水。如果使用編織籃則要用塑膠布襯底，這樣水才不會漏光了。

清潔植物

　　植物的葉子要清洗乾淨，避免蒙上灰塵和泥土。骯髒的葉子很難看，而且會妨礙光合作用。利用早上的時間，用布沾溫水調成的肥皂水來擦拭葉子。用一隻手輕柔的托住葉片，以布擦拭。然後重複相同的程序用溫水再擦拭一次。市面上有讓「葉子亮閃閃」的產品（例如：「Leaf Shine」），用來噴灑或塗在葉片上，讓葉子看起來有光澤。須限制使用的次數，只能一年一次或兩次。

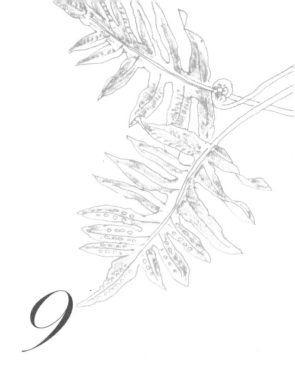

9

如何繁殖植物

園藝治療課程一整年都會栽種植物。但最好的繁殖時機是在生長的季節，也就是從早春到仲夏。

　　我們已經從日照、水分、土壤、花器、肥料需求和防治病蟲害的角度探討如何栽種植物。現在要進入繁殖植物的主題，如何透過播種、壓條、分株、扦插和嫁接來栽培植物。

　　顯然的，園藝治療課程一整年都會栽種植物。但最好的繁殖時機是在生長的季節，也就是從早春到仲夏。通常在冬季將近尾聲的月份，會感到日照愈來愈強而且愈來愈持久時（在溫室或日光室中感覺會特別明顯），就是預告生長季節來臨了。陽光能激勵植物的生長，可以觀察到植物開始發新芽，小苞蕾一個一個冒出來。

　　我使用的四種繁殖方式是：播種、扦插、壓條、分株。

　　嫁接（接枝）也是一種方法，但大多數課程用不上，不過我建議如果有興趣不妨研究一下。上述所有方法都能運用在溫室、日光室或窗台上。

播種

　　種籽有許多種型態和種類。大部分的包裝袋上都會有詳細的栽種說明：要埋多深、間隔多遠、適合什麼樣的土壤，以及需要的日照。

　　有些種籽外皮堅硬，需要先劃破，或是切開外殼，水分才能滲透進去，促進發芽。許多種類的種籽，例如秋牡丹、荷蘭芹以及有些樹的種籽，種植前要先浸泡。

　　栽種種籽時，我推薦你使用下述的栽培介質：1/2泥炭苔、1/4無菌土和1/4珍珠石。你也可以使用「泥炭盆」加上這些介質，或者把種籽直接種在專門用來育苗的栽培介質裏。育苗穴盤方便栽種，但是對小型計畫來說有點昂貴。

　　為了預防真菌引起的疾病，使用「damp-off」殺菌劑，

確保發芽時不會出現問題。「damp-off」調在水裏噴灑在栽培介質表面，這樣種籽才不會受到干擾。

對大多數植物來說，容器至少要有 5 公分深。栽培介質必須保持濕潤，當第二組葉子（本葉）出現時，小苗就必須移植。

一旦第二組葉子（本葉）出現，用氮磷鉀比例 8 − 8 − 8 的緩效肥料來施肥，這時小苗可以移植到上述三種成分混合而成的栽培土中。

在戶外播種時，要遵循種籽包裝袋上應該要埋多深和間隔多遠的說明。有些種籽包覆了一層殺菌劑或殺蟲劑，栽種時要戴手套。

從底部為植物加水，或是利用出孔細微的噴嘴來噴水。

在窗台或家裏栽種種籽時，要創造出溫室環境。用一片塑膠玻璃或光面玻璃，或用顛倒過來的玻璃缸或是塑膠袋蓋住花盆。不要讓種籽曝曬在陽光下。東邊或是早晨的光線是育苗的理想日照。注意玻璃、玻璃缸或塑膠袋上累積的水氣，因為可能會導致植物腐爛。

扦插

扦插是最受歡迎的無性繁殖法之一。需要一把剪定鋏、剪刀、花盆或「Rocket Packs」育苗盤；蛭石和珍珠石混合的栽培介質（生根用），以及要繁殖的植物。

扦插的兩種主要型態，是插枝和插葉。從母株身上取下你需要的部位。這是苗圃和溫室中最常使用的方法。

從健康的植株上剪下一段 10 公分長的枝條，除去所有的花朵和芽苞，避免養分的消耗，以促進根的生長。除掉枝幹

下面4～6公分部位的葉子。留下上端的葉子以製造生長所需的養分。

將剪下來的枝條扦插在細砂中，或是蛭石和珍珠石的混合介質裏。要扦插得牢固，確保生根介質均勻的濕潤。適合扦插的植物有吊竹草、天竺葵、彩葉草和非洲鳳仙花。

如果要使用有毒性的生根激素（發根劑），將扦插的枝條在這種液體或粉末中沾一下，抖掉過量的部分。生根激素是有毒物質，要小心。

取莖的部位扦插，可以截取較粗的莖幹，例如竹蕉或黛粉葉。從植株上切下一長段莖幹，剪成數小段，每段都要有節點。將節點埋在生根介質的表面下，就會長出根來，最後長成新株。

第二種扦插的方法稱為葉插。我喜歡採用葉插的植物是秋海棠、虹之玉（景天科多肉植物）和非洲堇。

有些植物採用葉插時，要留一小部分的莖節，把它壓進土裏，葉片向上，例如非洲堇。

秋海棠和馱子草（頁兒草）可以從葉子長出新株來。將整片葉壓在土上，讓葉背貼著土壤。在葉脈上切一道缺口，保持生根介質濕潤。切口處會長出新株來。

壓條

這種繁殖方法，是讓植物的莖持續從母株獲得養分和水分，同時長出新根來。之後將新株從母株上切下來，種在合適的栽培土中。

要進行簡單的壓條，我推薦使用吊蘭、虎耳草和常春藤。當新長出來的幼株還附著在母株上時，將「小寶寶」壓

進生根的栽培介質裏，讓根有兩個星期的時間形成。從母株切下的幼株，會長成新植株。虎耳草和大多數常春藤，以及懸垂植物都可以透過這種方式繁殖。

空中壓條（高壓法）用不同的方式來進行。這種方法適合下層葉子已經掉光變得難看的老莖。這種壓條法的目的是除去老莖，讓植物變得美觀，有毒的黛粉葉可以進行壓條，竹蕉也可以。首先用木樁支撐植物，讓莖穩固。將莖切成 V 字形，切到 1/4 的部位，這裡是讓根長出來的地方。塗抹生根激素，用濕潤的水苔包覆切割過的莖，外面再用塑膠布包起來。把這段切開的莖綁好，保持濕潤，根便會發育出來長進水苔裏。將新株切下來，種進合適的栽培土中。

分株

這是繁殖植物第二受歡迎的方法。只要將側芽從母株中移除，重新栽種。幼苗應該至少有母株一半的大小。小心的將植物從花盆裏取出來，檢查根部，然後將「新寶寶」輕柔的拉離「母親」。可以用分株來繁殖的植物是非洲菫、蕨類、蘭花、鳳梨和蘆薈。

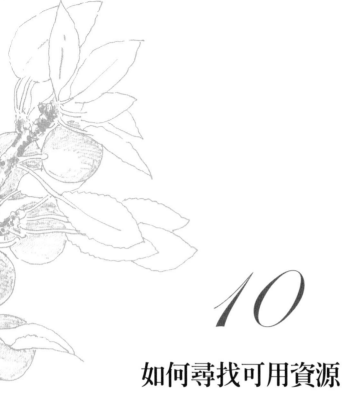

10

如何尋找可用資源

要懂得尋找和善用資源。從花藝店或殯儀館回收花器；漂白水空瓶可切開做成實用的舀匙；裝潢店的舊壁紙型錄很適合拿來壓乾燥花。

對於經費有限的園藝治療計畫，有很多種資源派得上用場。要懂得尋找資源和善用資源。從花藝店或殯儀館回收花器。健康照護機構是收集植物、花盆和容器非常好的來源（以前案主留下來的），請清潔人員為你保留這些物資。收集漂白水之類的空瓶子，切開做成實用的舀匙。請裝潢店為你留下舊的壁紙型錄，這些本子可以用來壓乾燥花。

從工廠取得各種剩餘的布料，例如粗麻布，運用在設計課程上。室內設計的布料樣本型錄，做香包時可以利用。到工廠收集做衣服或編毛毯的羊毛線。藥房可以供應製作醋時需要用到的瓶瓶罐罐，藥瓶裏的乾燥劑可用於乾燥花，而壓舌片用來做標示牌和種植的工具。不要錯過機構裏的廚房！廚房能夠提供裝泡菜的大罐子，做為養植物的玻璃缸；蛋杯用於復活節彩繪；果汁瓶做醋；還有裝汽水的紙箱可以用來收藏和晾乾素材。

戶外也蘊藏了豐富的資源。可以在野外找到毬果、堅果、橡實和有趣的莢果、起絨草、馬利筋的果莢、燕麥、長芒的麥穗和苔癬（蔓生的青苔乾燥後可以插花，馴鹿苔也是不錯的素材）。樹皮可以用於設計課，例如楓樹和樺樹的樹皮以及穀倉的木板都是製作飾牌的好材料。永遠要去探究各種素材潛在的用途，或是如何把它們運用在園藝治療上。

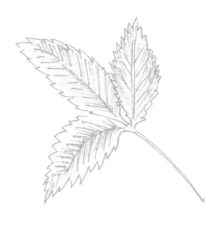

11

適合園藝治療的植物

一些經過挑選的香草是刺激案主感官的絕佳媒介。這
些植物提供的香味、色彩和質地能喚起老年人對食物、工
作技能和人生特殊事件的過往回憶。

以前，醫院和機構的工作人員自己種植水果和蔬菜，是再自然也不過的事了。但是今日，由於很容易取得新鮮的農產品，而且需求量又增加許多，自耕自食已經是過去式了。所以，在有限的空間和昂貴的土地成本下，為自己的課程選擇的園地一定得要：1.有效的使用；2.生產豐富的作物；3.容易抵達，而且案主維護起來不費力；4.座落在有全日照的區域，土壤排水良好。這塊用地必須定期用肥沃的堆肥來增強地利。

園藝治療課程目前強調，栽培農作物是滿足案主需求不可或缺的基本設計。舉例來說，針對某些對象的專門課程，栽培蔬菜就是主要核心，因為要透過蔬菜栽培教導均衡的營養。栽種的活動也能提供必要的運動，同時鼓勵案主培養良好且有收益的嗜好，善用休閒時間。

在這樣的課程中，不同階段提供了不同的活動：從栽種和照顧到收成來食用，接下來乾燥處理或最終運用於手工藝和相關活動。舉個例子，種植香草可以達到多重目的，首先新鮮的香草可增強食物的風味，經過乾燥和保存後，就成為許多計畫的素材，例如編織花環、製作「百花香」（乾燥花集錦）和醋。

跟案主共同決定要栽種的植物，可以達到最多的用途。藉由詢問案主喜歡栽種什麼植物，讓他們能夠參與，是提供案主投入的重要管道，而且可讓他們產生目的感和做主的感覺。

收成

一旦已經種下的植物栽培長大了，能成功的運用關鍵就

在於收成的方法。我不會使用任何化學物質或乾燥劑，因為
如果吃下去，可能會傷害身體。

保存收穫物最受歡迎的方法是風乾，可以成功保留植物
大部分的自然色澤和風味。永遠要選擇處於最健康狀態的植
物素材。要連莖採收或摘取結球，得在露水已乾，而又尚未
被太陽曬得失去生氣之前。採收花則是在盛開之際，除了必
須採收花苞的植物。風乾時，如果葉子部分是不需要的，就
要摘掉。用橡皮筋或綁繩把收成的作物一小束一小束綁好，
在風乾和縮水的過程中才不會散掉。最好是在昏暗且通風良
好的區域風乾植物。

用來製作信箋和類似手工藝的植物素材須以正確的壓花
程序使其乾燥，夾在吸墨紙或是其他吸水性好的紙張中間。

花和葉平均需要大約三個星期的時間來乾燥，還要看使
用的方法、植物的種類和含水量多寡而定。等到素材乾燥
後，要收藏在溫暖、乾燥的地方，避開直接的日曬、濕氣和
灰塵。

治療的應用

栽培植物提供了良好的管道，可以教導案主欣賞自然生
命的循環。團體活動能夠帶來社交機會，教導案主為了共同
的目標一起工作。種植和建造一個香草園或花園是發揮創造
力和想像力的絕佳出口。掘土、修剪植物和用水管澆水都是
釋放焦慮和壓力的大好機會，而且是可以被接受的形式。庭
園工作帶給案主機會透過有意義的戶外活動，以及接觸有生
命的素材，建立自尊，而且可以激勵和鼓舞病人，在離開醫
院後，仍繼續投入這方面的興趣。

　　一些經過挑選的香草是刺激案主感官的絕佳媒介。老年人對這些植物提供的香味、色彩和質地大都會有反應，能喚起他們對食物、工作技能和人生特殊事件的過往回憶。若案主吃下這些香草的葉子，也不必擔心吸收了有害物質。有些植物的氣味和味道有顯著的鎮靜效果，能夠減輕焦躁。這些植物的鮮豔色彩、形狀和質地都能提供案主辨識的線索。

　　栽培各式各樣的香草和香花能夠吸引蝴蝶和飛蛾，增添花園的風情。

植物素材

　　我已經找出下列與案主工作最為成功的合適的植物，可以成為建造香草園和花園的絕佳基礎。這些植物大多數需要全日照的栽種區，還有排水良好的土壤。土壤可以利用肥沃的堆肥來增強地利。

香草植物：在陽光普照的獨立區域栽種香草，這樣就很容易標示、維護和收成。

薄荷：多年生植物。每個園丁都應該擁有這種美妙的植物。薄荷包括綠薄荷、胡椒薄荷、葡萄柚薄荷和其他異國味道的薄荷。薄荷能幫助消化，同時是絕佳的香料，增添肉食、飲料、冰淇淋和果凍的風味。薄荷的葉和莖可以製作花環，甚至拿來驅蟲。新鮮或乾燥薄荷葉能泡出一壺好茶。將薄荷栽種在獨立的區塊，因為它的蔓生根莖會朝四面八方擴散。

鼠尾草：多年生。世界上有超過五百種的鼠尾草。鼠尾草的美妙香氣會讓人想起很多東西，從火雞的填料、芳香劑到美容用品。葉子的味道和香氣是很好的媒介，可以刺激失智患者的感官知覺。

荷蘭芹：二年生植物。大多數品種的荷蘭芹都是用來增添食物的風味；製作醋，以及調拌沙拉和沾醬。荷蘭芹含有鐵質、鈣質、維他命 B1 和 B2，以及超過柳橙含量的維他命 C。咀嚼荷蘭芹可以讓口氣芳香。經常採收能促進生長。

薰衣草：多年生。薰衣草撫慰人心的香氣，讓人平靜下來。薰衣草的葉子用來燉食物、煮湯，同時賦予伯爵茶獨特的香味。不過，大部分人熟悉的是製作香包和乾燥花集錦香囊的薰衣草。薰衣草精油的製作方法是在油中把花朵搗碎。淡紫色的薰衣草花非常適合製作花環、吊飾和乾燥花手工藝品。冬天時，必須好好保護這種植物，免於寒害。

細香蔥：多年生。是蔥科植物中最小巧的，帶有蒜味的細香蔥是製作沙拉、醋、沾醬和調理食物的好材料。紫色的頭狀花可以用來增添香草醋的風味和色澤，或是乾燥後拿來做花藝設計。

檸檬香蜂草：多年生。薄荷家族的成員。我用它芳香的葉子來泡茶，以及增添沙拉和湯的風味。使用新鮮或乾燥的葉子，加上大蒜製成醬汁，很適合為雞肉調味。葉子乾燥後可以和乾燥的檸檬和橘子皮做成柑橘類乾燥花集錦。檸檬香蜂草也用來做通寧水（奎寧水，tonics），據說是非常溫和的鎮定劑。

羅勒：一年生植物。羅勒富有光澤、翠綠或紫色的葉子，是為沙拉醬汁、番茄和沾醬添加辛香和甘味的理想香料。

大蒜：這種香草是世界上最受歡迎和廣泛使用的植物。蒜香是許多佳餚，尤其是義大利麵食的主要風味。一球一球的大蒜紮起來，成為廚房很可愛的擺飾。把大蒜磨碎加進辛辣的

胡椒，就成爲天然的驅蟲劑。

香葉天竺葵：多年生。有超過兩百五十種的香葉天竺葵。這些植物用來刺激感官知覺再完美不過了。我會利用香味不同的品種，例如有玫瑰香味的玫瑰天竺葵、有檸檬香味的檸檬天竺葵和有薄荷香味的薄荷天竺葵，來激發喪失感官知覺的案主有所反應。香葉天竺葵優雅的香氣適用於製作果醬、蜜餞和香草茶，也可以做爲芳香枕和防蟲包的材料。

百里香：多年生。有超過一百種的百里香。我把百里香乾燥後用於調味湯、肉食和蔬菜。百里香如果栽種在蔭涼的地方，香味就不會那麼強烈。細小的花朵和葉子可以做成壓花，用來設計花箋。

花卉

下列植物偏愛向陽的區域，土壤排水要好，可利用堆肥或天然肥料使土壤肥沃。

麥稈菊：這種一年生植物可以長到將近90公分，是最受歡迎的乾燥後也不褪色的花卉。像雛菊一樣的花朵，顏色從白色、粉紅色、黃色、橙紅色到玫瑰色應有盡有。花朵應該在花苞階段，尚未盛開之前就摘採下來。乾燥前要用一根鐵絲插入花頭。我會把它們綁成一束，掛起來乾燥。這些花是製作任何飾品的理想材料，例如桌飾、花環和吊飾。包裝時爲了增加美感，不妨將乾燥的麥稈菊束成小花束，貼在包裹或是容器上面。

星辰花：這種兩年生植物被當成一年生植物來栽培，可以長到將近60公分，花朵的顏色包括白色、粉紅色、黃色、淡紫色、藍色和玫瑰色。當花的顏色沿邊顯現時，就是應該採摘

的時候了。束成花束掛在昏暗、通風良好的地方風乾。長長的花枝可以為所有的設計添加色彩,而小小的花朵可以集在一起製作花環。剪下優雅的頭狀花,用來裝填集錦香囊,增添色彩。

小飛燕草:這種一年生植物可以長到近60公分,開白色、粉紅色和藍紫色的花。小飛燕草乾燥後非常美麗,方法是束成一束懸掛起來風乾,存放於陰暗處。小飛燕草的花像紙片一樣,適用來設計花箋、蠟燭和書籤,也是花畫的最佳素材。我也看過小飛燕草和其他花卉裝飾在燈罩和玻璃上。

滿天星:多年生植物。滿天星可以長到約120公分,開花時雪白一片。應該把長長的花枝分開來,然後掛起來乾燥。細小的白花為大部分的設計帶來亮閃閃、虛幻的效果,也是非常好的填充物。在創作維多利亞風格的設計時,滿天星是不可缺少的素材。

玫瑰:多年生。這種灌木有各種高高矮矮的品種。運用自己喜歡的品種。整朵花可以掛起來風乾,或是把花瓣剝開來,放在打開的盒子中或濾網上風乾。玫瑰運用在許多花飾上(新鮮或乾燥的),可以做成花束、胸花、花環、花籃和吊飾。玫瑰不只增添色彩,往往成為注目的焦點。玫瑰香味經常應用在美容產品上。玫瑰果富含維他命C,可以泡茶,或為某些菜餚添加風味。玫瑰花瓣是製作乾燥花和浸在水裏的百花香最受喜愛的素材之一。

三色菫:這種一年生植物高度大約15～22公分。看起來像絲絨般、顏色多樣的優美花朵,大部分的案主都很熟悉。在窗邊的花箱和架高的花器中栽培三色菫,方便接近和採摘。

花可以夾在吸水紙中間，乾燥做成壓花（需三星期時間）。三色堇可以跟其他花卉一起用來設計燈箱、花畫、捕光吊飾、花箋和其他多種手工藝品。

西洋蓍草：多年生。這種植物會長到約 120 公分高。紮成一束掛在昏暗、通風良好的房間裏風乾。怒放的黃花是插花的理想素材，適合做盆栽，也適合擺設在大的空間裏。頭狀花可以分開成小束，用於更精細的設計。

錢幣草：一年生。這種植物可以長到 120 公分高，獨特的是，一旦採摘下來就已經乾燥了。我在夏天播下種籽等待來年長成。在夏末雨量豐沛之前剪下花枝，否則會因為太多的水分而轉黑。除去莢果的外殼，你會發現不透明、像錢幣一樣的種莢。錢幣草的花枝非常適合插在花瓶裏，或者用莢果的外殼製作頭飾。

黑種草：這種一年生植物會長到約 60 公分高，優雅的小花有各種顏色，例如白色、藍色、粉紅色和藍紫色。花可以乾燥做壓花，不過我們主要使用的是在仲夏到夏末形成的蒴果。花枝應該繫成小束掛在昏暗而通風好的地方風乾。粉紅到玫瑰紅的蒴果可以增加任何設計的深度與美感。

繡球花：多年生。這種灌木能長到約 150 公分，開出粉紅、藍色或白色的扁平或圓球狀花朵。當花蕾完全綻開時就應該剪下來。修剪成想要的長度，除去所有葉子，綁成小束。將花材掛起來乾燥。大朵花可以用來製作大花環，以及需要增加分量或填充物的設計。也可以將花分開成一小瓣一小瓣，乾燥成壓花。小朵花用於製作壓花便條紙、墊子和蠟燭之類的手工藝。

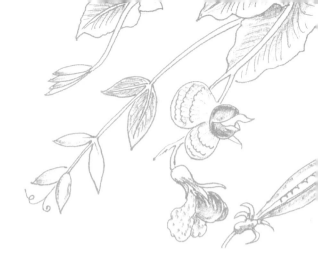

12

如何建造花床

. . . .

　　對於喜歡在花園蒔花弄草，但是不再能夠負擔吃力工作的案主來說，將花床架高能讓他們不費力地享受園藝的益處。

將花床架高，使得身體活動受到限制的人，也能在庭園栽種植物。對於喜歡在花園蒔花弄草，但是不再能夠負擔吃力工作的人來說，高床讓他們不費力的享受園藝的益處。

　　我在七○年代開始治療師的生涯，當時大多數的醫院和機構都擁有典型的菜園，座落於建築物之外的平坦區域。賀伍德也是類似狀況，有許多庭園空間，但是位於無法直接接近的地點。老年人和身體受到限制的案主，要不是因此沒法去做他們原本能做的事，就是沒有動機去那個庭園工作。要鼓動案主去庭園勞動，在烈陽下工作，辛苦墾地，同時彎下腰來除草，需要苦口婆心的鼓勵和勸說。把案主送到庭園就得費一番功夫了，遑論攜帶水管和工具去工作。因為服藥或過敏的關係，案主得留意不能曝曬在太陽底下。然而，不知怎麼的，儘管有這一切負面因素，我們還是想辦法把案主帶到庭園中享受這項活動。至於那些無法親身到庭園的人，我們會帶回收成和植物給他們，讓他們分享樂趣。

　　今天，當我回想當時的情況，無法想像我們是怎麼在沒有高床區域的情況下辦到的。高床消除了庭園工作的一些障礙。

如何建造及維護 A 字型花床

　　八○年代初期，我們決定發展一項計畫來改變狀況，我們審慎的選擇了可以建造兩種型態花床的地點。一種花床是可以移動的，冬天時能夠收藏起來，需要時也能夠遷移。另外一種則是固定在一處的。這個庭園不僅有各種高度的花床，還有一塊可以栽種果樹的區域，案主和工作人員能以此

為焦點,進行其他活動,從四月初到十月都可以利用。

　　我們選擇的第一塊基地是一個中庭,鄰近老年案主的住處,有一道門可以進入這塊範圍不小的中庭。這塊中庭中午過後會接收西邊陽光的照射,樹木則提供了遮蔭和流通的空氣。早上的課程很涼爽,因為四周的建築形成了陰影。另外一項重要因素是,附近就有出水口,方便水的取用。這個中庭區被黑色的鐵柵圍住,剛好適合懸掛花箱。打造中庭庭

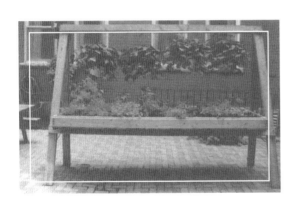

園,這個地點再完美不過了。當案主知道住處外面會有花卉、蔬菜和香草生長,都興奮不已。

　　這塊地方舖了石板,四周圍著鐵柵,提供了

絕佳的排水系統。我們詢問案主他們希望在這裏看到什麼,得到的回答是花、新鮮蔬菜,尤其是番茄。現在這裡有一個A字型的花床、幾張有桌腳輪方便移動的桌子用來栽種植物、八個花箱、用來放置植物的三層大木架,還有八個10加侖的塑膠黑桶。我們把所有的容器裝滿不含天然土壤的混合栽培介質(泥炭苔、珍珠石、蛭石和一種保濕的吸水介質)。植物架用來放置各種懸垂植物,例如常春藤、紫錦草和天竺葵,座落在中庭中央,豐富的色彩成為視覺焦點。案主決定他們想要看到的植物種類,我來選擇最適合在花器中栽培的

108

A字型花床

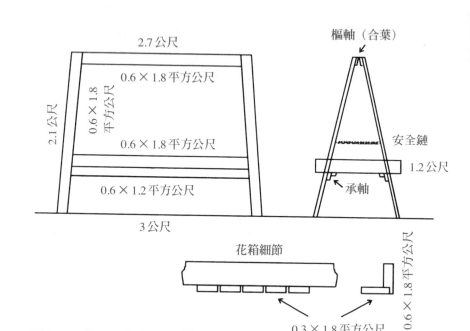

2.7公尺

0.6×1.8平方公尺

2.1公尺

0.6×1.8平方公尺

0.6×1.8平方公尺

0.6×1.2平方公尺

3公尺

樞軸（合葉）

安全鏈

1.2公尺

承軸

花箱細節

0.6×1.8平方公尺

0.3×1.8平方公尺
間隔0.6公分

花床材料
頂杆和花箱邊框
4塊0.6×1.8×3立方公尺的雲杉木

四支腳架和花箱底部
5塊0.6×1.8×2.4立方公尺的雲杉木

底杆和承軸
3塊0.6×1.2×3立方公尺的雲杉木

花箱底架
17塊0.3×1.8×1.2立方公尺的杉木

1.8公尺的安全鏈

品種。

　A字型支架，架高的栽培箱和如同桌面的花床，因為高度適中，能讓案主輕鬆的栽種植物。這塊區域提供了我們大多數的沙拉食材，而且很容易維護和收成。

栽培成功的蔬菜

萵苣：有許多品種可以選擇，我使用的是「Tom Thumb」，適合栽種在框起來的區域，會長出小小的結球，很快就可以採收。還有適合做生菜沙拉的「紅葉萵苣」（Red Salad Bowl），以及「冰山萵苣」（Iceberg）。

蘿蔔：我選擇結出紅色小圓球的品種，也就是熟知的櫻桃蘿蔔。把櫻桃蘿蔔和紅蘿蔔的種籽混在一起栽種。櫻桃蘿蔔會很快長出來，標示出紅蘿蔔的位置。

紅蘿蔔：使用短根的品種，例如「Orbitt」或是「kundulus」，因為花器的深度有限。

豆類：我們栽種四季豆，這種豆非常多產，是庭園裏的美味點心。還有青豆、黃扁豆和紫豆，提供視覺上的變化。

洋蔥類：試試用於沙拉的「White Lisbon」，或是「White Spanish」，這種西班牙白洋蔥的形狀是大圓球，切片使用。我記得栽種洋蔥時，有一位大半輩子都是農夫的案主告訴我，世界上沒有退休的農夫，只有疲倦的農夫。這位案主教我如何種蔥類植物。我原來是把它們種在表土之下，他告訴我不必把它們埋起來，而是輕輕的推進土裏，露出球莖的頂端。那個夏天我們享受了有史以來最早和最棒的收成。

　A字型花床栽種好之後，再懸吊上草莓盆，完成這塊區域的栽培工程。這些草莓盆吊在庭園橫樑上掛杯子的大鉤

上。因而在初夏時節,我們品嚐了美妙的滋味。

　　黑色的塑膠桶讓我可以種植需要夠深和夠高空間來成長的作物。在種植之前,我們在每個桶子底部放一塊磚頭,以加強排水,同時防止桶子因為強風或是上端植物長得太重而傾倒。然後在桶內裝填無土栽培介質。植物要有木樁支撐,用細繩鬆鬆的綁在支架上。

　　下列植物可以栽種在 10 加侖的容器裏:

番茄:試試「Sweet 100」或「Tiny Tim」的品種,雖然果實不大,但是豐富的產量和味道足以彌補。

甜椒:想要在容器裏栽培出收成早且豐收的作物,那就種植「Canape」的品種。甜椒一般而言發芽慢,然而一旦它們「感覺」到溫暖的陽光,就會迅速成長。

豆類:紅花菜豆必須立架支撐,或者栽種在格子架旁邊。如果種籽上包覆了一層粉末(表示種籽經過殺菌劑處理預防疾病,同時促進發芽),要確定案主戴手套工作。

黃瓜:「Patio Pik」黃瓜非常適合容器和狹小的空間,它們發芽迅速,必須有支架支撐。

恭菜:這種美味的綠葉蔬菜比菠菜強健,整個夏天和秋天綠意盎然。

花箱種的是三色堇、六倍利、香草植物和香葉天竺葵,為這個地方增添色彩和香味。

維護

　　上述作物很容易由案主和工作人員來照顧。固定上課時間是每個禮拜三次。所有的花器一星期澆水 1～2 次,就看天氣如何,以及無土栽培介質的乾燥程度。每個星期以水溶

性肥料（氮磷鉀比例 20 — 20 — 20）為植物施肥一次。在早晨為植物澆水和施肥，以避免長霉及其他真菌感染。在花器中栽種植物，永遠要用殺菌處理過的土壤，防患於未然。

例行檢查和持續照料可以防範病蟲害。如果出現害蟲，以「Safer's soap」或是溫和的肥皂水噴灑，就會改善狀況。

由案主來維護這塊區域，從事例行的勞務，包括除草、鬆土、除去蕃茄植株的側芽，以及採收成熟的作物。同時一整個夏天都可以摘花和製作乾燥花。

為什麼要利用高床來造園？

高床為案主提供了一塊綠洲，否則他們就沒法栽種植物。他們不能走向庭園，庭園就走向他們。高床讓大多數案主可以站著或坐著來栽種植物，獲得了走一走動一動的運動機會。中庭庭園能鼓勵案主走出來接觸新鮮的空氣和陽光。

這些活動能提升案主的自尊，同時恢復信心。對大多數長者來說，園藝活動喚回他們對自己庭園的記憶，而且激勵出舊有的工作技能。在這裡工作的同時，案主改善了與其他案主和工作人員社交及互動的能力，而且獲得了酬報，得以享用和分享自己勞動的成果。

案主有能力獨立工作，並且運用解決問題的技巧，承擔持續照顧花園的責任。這塊地方為他們帶來責任感和有意義的活動，同時因為必須維護，也提供了週末的活動。另外一項獲益是這個庭園送給醫院一塊美麗的角落，想要放鬆的人都可以在這裡找到寧靜。

若非中庭庭園點燃了他們的希望和意義感，否則有些案主可能會孤立自己，不願意參與活動。當然最重要的是要開

心好玩。

固定的花床

　　我們建造的第二塊花床區，包括了數座固定的花床和一個涼亭。選擇這塊區域有許多理由：這塊空間是我們原先的蔬菜園，地方大而且全日照。雖然水源有點遠，可以經由地下管線輸送到這裏。這個區域四周有路，表示很容易到達，而且這塊土地也可以用來栽種其他作物，例如果樹、香草和多年生植物。鄰近的灌木叢和自然步道也納入為這個庭園的一部分。有一個很大的穀倉，提供儲藏空間，收納我們的設備和園藝物資。

　　諮詢當地景觀建築師後，我們共同努力設計了花床。

　　在設計花床區時，要考慮的三項重要因素是：

1.誰，以及多少人會使用這塊地方？

2.哪些特色讓這個地方容易接近，而且吸引案主前來？

3.哪些植物是案主想要栽種的？

- 年紀大的案主總是害怕跌倒，因此，提供止滑、平坦的地面，保障安全和容易行走是很重要的。這樣才能鼓勵坐輪椅以及藉助枴杖或步行器的案主前來使用這個地方，覺得安全而舒適。

- 晚上一定要有良好的照明，才能保障安全，防止破壞。地面採用柔和不亮眼的顏色，可以緩和白天強烈刺眼的光線。

- 不同高度的花床，讓身體功能受限的案主，能坐著或站著從事園藝。

- 提供較低的花床，以 1.2 × 1.2 平方公尺的室外用加壓處理過的防腐木板，圍起來一塊正方形區域，鼓勵可以彎腰的案主使用，充分運動到他們的全身。這種圍起來的花床可以控制香草植物不要蔓延到其他植物的地盤。塑膠布可以用來覆蓋泥土，溫暖土地以利初春耕種，同時預防霜害。
- 出水口和水管應該附加在花床上，以利取水和方便澆水。
- 所有的花床必須用保麗龍隔絕保護，防止根在初春解凍時凍傷。
- 必須有遮蔭的地方躲太陽，例如涼亭或樹蔭。留意案主服用的藥物，以及對陽光的過敏反應。參見第六章〈留意案主服用的藥物〉。
- 必須有靠近庭園的儲藏小屋，方便取用工具和補給品。
- 提供座椅和可以坐下來的區域，以便休息和放鬆。
- 決定你想要建造什麼樣的庭園，或許是要芬芳滿園，或是一年四季花開，色彩豐富。冬天時也要繼續維持案主的興趣，栽種一些樹葉掉光後，仍然保有美麗的樹形和顏色的植物或樹木，例如紅枝梾木、榛樹和柳樹。同時要選擇栽種可以用在未來相關活動的植物。

　　為了加強自己是主人的感覺，以及持續維護的意願，應該讓案主選擇自己的花床來照顧。工作區塊必須符合案主身體和心智的能力。

　　微風徐徐或者四處有風吹過的區域，最適合栽種會散發香氣或香味的植物。要看是哪一種案主，才能決定噴泉和鳥池會為庭園帶來正面或負面的影響。不過要小心，水聲會刺激如廁需求。維護不良的鳥池或噴泉可能會帶來疾病或不衛

生的環境。沙沙作響的風聲和芳香植物是很好的聽覺和嗅覺刺激，讓案主能夠解讀這個地方，意思是，案主可能因為聞到了丁香花或聽到風聲，而知道自己身處何處。

花床區域應該四周圍以濃密的樹籬，或者用籬笆界定出庭園範圍。這樣能帶給案主安全感，防止他們走丟，同時遏阻惡意的破壞。

建造與維護

右頁的設計圖可以修改成你想要的任何尺寸。花床底下必須鋪一層20～25公分深的礫石，以利排水。固定的花床區應該座落在全日照的區域，才能充分利用。

以經過檢測的表土來填塞花床。可以自己檢測，在大多數苗圃和園藝中心都買得到測試酸鹼值的用具。如果想要有專業的檢測，送一份土壤樣本到農學院或私人的土壤測試實驗室，請他們檢測。

要定期施肥來維護花床，每1平方公尺鋪灑4.5公斤的有機肥料。初春或秋末時，在土壤中混入有機肥料，例如羊糞或牛糞。如果無法取得這些肥料，就使用充分腐熟的堆肥，徹底的混入土壤裏。在土壤中加入無土介質，讓土壤比較輕而且容易透氣。

每星期必須澆水一次，保持植物的健康，同時避免植物感受到壓力，導致生產量貧乏或收成不好。

以除草機、鋤頭，或是手來除草，以免雜草吸收了土壤中珍貴的養分和水分。

夏天時要做好護根的工作，一來提供養分，二來防止水分流失，同時減少雜草。我使用的是無土栽培介質和有機肥

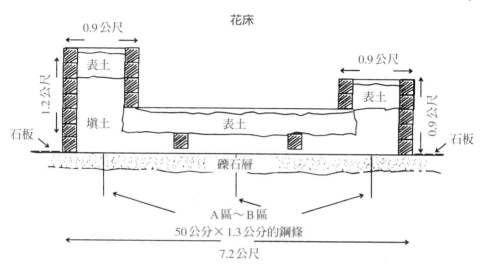

花床

0.9公尺

表土

1.2公尺

墊土

石板

0.9公尺

表土

表土

0.9公尺

石板

礫石層

A區～B區

50公分×1.3公分的鋼條

7.2公尺

花床材料
12塊1.8×1.8×4.8立方公尺的雲杉木
14塊1.8×1.8×3.6立方公尺的雲杉木
1卡車表土
1卡車礫石做排水層
25公分戶外用鍍鋅鐵釘
3根50公分×1.3公分的鋼條

料的混合。把這些混合物灑在一排一排的植物之間，翻進土
裏，然後澆水。

　　輪種作物，這樣才不會讓土壤養分枯竭，而且每年栽種
同樣的作物，容易招來病蟲害。每一區花床超過三年之後，
就要種不同種類的作物，以利豐收。

　　栽種收成時間不同的作物，才好安排工作時間表。

　　播種時，要遵循包裝袋上的指示，種籽的大小決定了要
埋得多深。為了讓播種變得容易，不妨使用播種器，可以一
排一排的滾動撒種。

適合花床栽種的植物

　　花床應該種有各式各樣的植物來引發興趣，蔬菜和香草
可以用於烹調和其他課程；花卉則有裝飾作用，讓人賞心悅
目。如果花床夠大，足以栽種小樹和灌木，選擇具有多重用
途的樹種，例如能夠帶來香味和樹蔭，又有引人入勝的樹皮
或漿果。漿果可以食用，也能招來鳥類和蝴蝶。

栽培成功的蔬菜

　　一個計畫周全的花床，應該種植那些在最小空間生產出
最豐富營養的蔬菜。下列清單是我發現結果最圓滿的植物：

高大的作物：向日葵和番茄。

中等高矮的作物：豆類、菠菜、萵苣、甘藍菜、甜椒和香草
植物。參見第十一章〈適合園藝治療的植物〉。

根莖作物：甜菜、紅蘿蔔、大蒜、洋蔥、馬鈴薯和櫻桃蘿
蔔。

蔓性作物：黃瓜、豌豆或雪豆、紅花菜豆、各種南瓜和甜
瓜。

　　上述大部分作物都是直接播種，番茄、向日葵、甜椒、
甘藍菜和甜瓜則是先在溫室中育苗。

　　根莖作物通常在五月初栽種。比較嬌嫩的作物如甜椒、
番茄、黃瓜、甜瓜和豆類，需要溫暖的陽光，而且如果接觸
到早霜可能會枯死。

種在花器中的花卉

雖然有許多種類可以選擇，我只栽種案主想要栽培的植物，不然就是為了特殊理由而栽種。花卉應該種來滿足多重用途，既能增加色彩，使這塊地方更出色，也能用在插花或乾燥花的設計課程。在較低的花床上種植高大品種的植物，這樣才能輕鬆採摘和照顧。而較矮的品種則應該種在較高的花床上，收成比較容易。

多年生植物

孔雀紫苑（紫孔雀）：這種高大的植物能夠貢獻深深淺淺的粉紅色和淡紫色，從仲夏一直開花到秋天，此時許多花都已經凋落。孔雀紫苑適合秋天的插花設計，而花瓣可以用來製作乾燥花。

泡盛草：泡盛草開的白色、粉紅或紅色的花朵，是乾燥花的理想素材，而且可以上色。

石竹：這種植物會開出優雅的花朵，而且十分強韌，在大多數的土壤環境中都能欣欣向榮。從粉紅到潔白的柔美花朵散發迷人的幽香，適合插在小瓶裏。

紫錐花（松果菊）：像菊花般的大花朵是很好的切花，花瓣乾燥後可做香囊。圓錐狀花心（似松果）是乾燥花設計的理想素材。

球薊（藍刺頭）：在花朵盛開之前就把藍色的花蕾連枝剪下來。插在容器中時，它們展現了自足的美麗。

麒麟菊：這種高大的多年生植物帶給庭園紫色的長花穗，增添了色彩與美感。淡紫色的花枝拿來乾燥再理想不過了。一旦花蕾綻放，就連枝剪下來倒掛乾燥。

補血草：這種植物開優美的紫花。在花蕾完全盛開之前就剪下來，永久保存它的美麗。

燈籠草（酸漿）：較低的花床比較適合栽培這一類植物，因為地下莖會到處蔓延，必須稍加遏阻。花朵小而不顯眼，但是秋天會將果實所在的膜質萌果變成橘色的燈籠，是製作花環和吊飾的理想素材。

紫花鼠尾草：這種植物會開出不大不小、藍紫色的穗狀花，可以用於乾燥花設計。

羊耳石蠶：這種植物會長到大約30～45公分高。光滑的銀色簇葉乾燥後，可以做為大多數插花設計的基礎素材。

一年生植物

長穗鐵莧：這種美妙的植物應該單獨栽種，或是種在花床的中央。不尋常的紅、紫或綠色的懸垂花穗看起來就像是長長的絨線軸。花朵很容易乾燥，用於乾燥花設計。

羽狀雞冠花：雞冠花屬的園藝栽培種會長出羽冠狀的花，為陽光燦爛的庭園增添色彩和風華。花冠可以乾燥，做為大部分設計的襯底。

銀葉菊：披覆絨毛的銀色簇葉乾燥後，可以用來做為桌飾和花環設計的基本素材。

多石南：這種幽雅的植物會開淡紫色或粉紅的花朵，適合連葉子一起做壓花。用於設計花箋和蠟燭。

花煙草：開喇叭狀的小花，傍晚會散發出強烈的香氣。

松蟲草：（也是多年生）園藝栽培種稱為「紙月亮」，開圓球形花朵，如果留在枝頭上，會乾燥成褐色。

粉萼鼠尾草：會開出夢幻般的紫花，很容易乾燥，是設計花

環的理想素材。

香豌豆：栽種這種古老時光的花卉，是為了它美妙的香氣。把香豌豆種在籬笆上，一來得到支撐，二來便於採摘。

觀賞用草：一定要栽種一些草，因為它們提供你乾燥花設計的豐富素材。有許多品種、變種和園藝栽培種，各式各樣的形狀和高矮供你選擇，可以噴色或染色。幾乎任何一件設計作品，我都會用上草，做直線、填料或增加色彩。

喬木和灌木

觀賞用喬木和灌木栽種在花床尾端，可提供多種用途。

垂枝桑：這種樹應該種在花床的尾端，以吸引人們的目光，漿果可以做果醬和引來鳥類。

櫻花樹：這一屬的植物會開白花或紅花，與綠葉相襯，為春天帶來色彩和香氣。在二月使用人工的方式催促開花。

榆葉梅：春天時枝頭會盛開粉紅的花朵。適合在冬天時催促開花。

衛矛：這種落葉灌木，秋天葉子會全部變紅；莖幹四稜形，質地像軟木塞。用於設計能夠帶來筆直的美感。

海衛矛：常綠灌木，為了它漂亮的葉子而栽種，非常適合插花。我會用扦插法，將花枝插在潮濕的插花用綠海綿上，種在玻璃缸裏，或是栽種為室內植物。

楝木：這一屬植物為花壇庭園提供了一整年豐富的色彩。春天開幽雅的花朵，夏天和秋天葉子變換不同的顏色，參差於枝頭，引人注目。冬天則呈現出不同品種的紅色和金色枝幹。我用鐵絲把花枝綁成一束，好像一把小掃帚。一旦乾燥後，它們就可以設計成小小可愛的掃把。

繡球花：大大的花冠是晚夏一定要製作的乾燥花，可以用在許多形式的設計上，是創造出「法國鄉村」或「維多利亞時期」風格的理想素材。

連翹：如果少了這種美麗的灌木，春天就大大失色了。我用壓花的方式讓花乾燥，用來設計花箋。也很適合催花。

山梅花（太平花）：山梅花散發出甜甜的香氣，可以做成壓花，應用於各種手工藝。

翻白草：這一屬的金黃或白色的花朵，可以做成壓花，用於手工藝品。

總結

　　花床能為案主帶來極大的樂趣和滿足。在賀伍德，花壇和涼亭區營造出來的漂亮景觀，是案主、親屬和工作人員每天的享受。這塊由案主親自維護照顧的地方成為美的角落。它接近一處灌木叢，會招來鳥兒和蝴蝶，讓庭園生色不少。涼亭提供遮蔭和休憩的場所，使這塊區域更加完美。這座庭園的整體效果有助於減輕沮喪，改變負面情緒。

13

認識有毒植物

除非百分之百確定無毒，不要食用任何一種蕈菇。與
案主工作時，最好的保護，就是完全避開。

以下這些廣受大眾喜愛的盆栽植物，由於葉片、花朵和果實的長相獨特，往往成為餽贈親友的禮物，但是切勿拿來送給認知能力損傷，以及任何形式失智或錯亂的患者，也不要送給家有幼兒的朋友。

這些植物毒性不等，要看植物的成熟度和部位（即葉片、花朵、果實、球根等），以及接觸者的體重而定。

室內植物

黛粉葉：如果誤食葉片，嘴巴和舌頭會腫大，導致吞嚥和說話困難。一旦吸收之後，會導致口腔黏膜發炎。

大戟科，如聖誕紅和麒麟花：麒麟花的花蜜會引起胃痛，葉片和枝梗中的白色乳液，也是種刺激物質，在某些情況下可能致癌。同屬於大戟科的聖誕紅，雖也含有白色乳液，但誤食花朵不會產生同樣後果。若有疑慮就不要引進這種植物。

馬纓丹：毒性極強，所有部位均有毒，若吃下綠色漿果，會有生命危險。誤食馬纓丹，會造成腸胃劇痛、循環衰竭，繼而死亡。

英國常春藤：誤食會中毒，還會導致精神亢奮、呼吸困難，然後陷入昏迷。

夾竹桃：全株有毒，誤食後會產生暈眩、嗜睡、心悸和噁心等症狀。

玉珊瑚：若誤食橘紅色果實，成人都可能喪命。其毒素會造成胃部絞痛、體溫降低、循環和呼吸困難、神經麻痺，最後死亡。

在春季開花的球根植物：番紅花和水仙的球根都含劇毒，誤食將導致嘔吐、腹瀉、顫抖、痙攣與死亡。

變葉木：莖部分泌的白色乳液會刺激皮膚。

室外植物

在戶外活動時，應當特別留意下列植物：

毛地黃：雖然這種植物外觀美麗，很適合種在花園，但要小心它含有做爲強心劑的類甘油成分（glyceroids）。牲畜吃了乾燥的毛地黃也會喪命。

豬草：對這種植物敏感的人在接觸之後，會出現過敏反應。有些地區曾經公告，豬草是有毒野草，必須徹底剷除。

小飛燕草：全株含劇毒，誤食後會產生噁心、抽筋、身體浮腫、肌肉痙攣、神經癱瘓等症狀，最終導致死亡。

食用大黃：誤食葉片會造成腹部抽筋、腸道出血、肌肉痙攣和死亡。

蓖麻：只要吃下 2～4 粒種籽，就會很嚴重，可能導致死亡。中毒症狀包括喉嚨與嘴巴灼熱、噁心、胃痛、口渴、肌肉痙攣、血尿和死亡。

鈴蘭：含有刺激心臟的成分，如果誤食會造成心臟負荷過重。整株植物皆能引發心律不整、噁心、循環衰竭和死亡。

紫杉（紅豆杉）：在一般灌木林中經常會找到這種植物。葉片和果實均有毒，會導致呼吸困難、心臟衰竭和瞬間死亡。

藤漆：觸摸其葉片會使皮膚發炎和刺痛，應立即接受治療。

蕈菇類：除非百分之百確定無毒，不要食用任何一種蕈菇。與案主工作時，最好的保護，就是完全避開。

※參考書目見註（7）和註（8）。

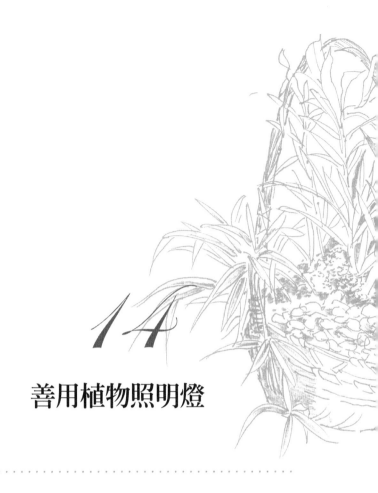

14

善用植物照明燈

善用植物照明燈能擴充你的園藝課程，有了適當的人造光線，一整年都能栽培植物，來配合園藝活動的需要。

　　大多數社會機構和醫療院所，都無法享有日光室等的設備，可以接觸自然光源的活動區也付之闕如。要解決這種情況，不妨採用落地燈或植物照明燈來提供人造光線。大多數園藝中心、植物店和苗圃，都會販售適用於大部分場合的照明器具和照明系統，有些植物照明燈甚至可以安裝到病床上或輪椅上。

　　善用植物照明燈能擴展你的園藝課程，有了適當的人造光線，一整年都能栽培植物，來配合園藝活動的需要。燈具上可加裝定時器，以確保植物得到適度的照明，並減少工作人員照料植物的時間。園藝治療師必須了解植物對光的反應，同時診斷出可能產生的任何問題。也應該把相關知識傳授給照顧植物的案主，尤其是希望持續栽培花木，做為個人嗜好和收入來源的案主。

　　使用植物照明燈的另一好處是，在光線微弱的病房或案主住處，也可以闢一塊植物區。對於無法前往溫室或園藝區的案主，植物照明燈再理想不過了。植物照明燈提供了一個安歇的角落，為案主的起居環境增添美感與色彩。

　　植物照明燈還可以為案主與訪客喜愛的寧靜角落營造氣氛，案主也能就著附近的燈光輕鬆檢查植物的生長狀況，並且跟旁人分享自己的園藝知識與技巧。

　　光照是植物的能量來源。植物必須吸收光線，才能製造成長與開花所需要的養分及其他營養素。植物把光轉化為養分的過程稱為光合作用。植物生長需要的受光時間，叫做光週期。植物需要從紫、藍到橙色的可見光譜的光線，而紅光則是最重要的植物成長光源，因為能促進成長和開花。紅光

過多則會導致植株長得太高太長。全光譜照明燈能提供自然光的豐富色光。以每平方公尺植物生長區的耗電瓦數為基礎,來計算照明燈的使用效率。呎燭光是衡量光照的基本單位。40瓦的日光燈管,可照亮約122公分×15.1公分的面積。燈管兩側亮度會低於中央的亮度,而燈管離植物愈遠,照明度就愈差。有些植物需要的照明度高於其他植物。

植物需要的光度

・低度光照: 50～100呎燭光,這種光照等同於面北的窗戶,有樹木或其他障礙擋住了直射的光線。
・中度光照: 200～300呎燭光,等同於沒有遮擋的東邊或西邊的窗戶,提供的光照。
・直接光照: 1200～1500呎燭光,等同於陽光直接照射在植物上。

種子發芽和扦插生根

需要強烈的日照或是1000呎燭光,光源應位於土壤或栽培介質上方15～20公分處,照明時間每天約12～14小時。

準備栽種到戶外庭園的蔬菜與花卉,可先放在照明燈下育苗,使用全光譜的照明燈。遵循包裝袋上的播種指示,記住:用蛭石或珍珠石覆蓋的種籽,需要較長的發芽時間。

我們也建議,當覆蓋種籽的栽培介質吸滿水分後,輕輕的耙梳一下表層,好讓光線穿透,同時讓空氣注入埋種籽的地方。

低／中度光照的植物

低光照的植物,需要100～600呎燭光以利生長。這些

植物在 50～100 呎燭光下，就能維持數月的美麗，但是不怎麼生長。光源應該離植物頂端約 30～40 公分。

◎適合這種光照的植物：粗肋草、合果芋、竹蕉、蔓綠絨（包括葉子為心形和長心形的品種）、虎尾蘭和吊竹草。還有球根花卉：水仙、風信子、鬱金香和孤挺花等。

強光照植物（觀葉植物）

如果使用 4 組燈管的照明燈，光源應該位於植物上方約 30～40 公分。照明時間必須每天將近 14 小時。

◎適合的植物：撒金秋海棠、蝦蟆秋海棠、四季秋海棠、菱葉藤、吊蘭、彩葉草、翡翠木、山蘇（鳥巢蕨）、印度橡膠樹、伽藍菜、銀葉冷水花，以及香草植物，包括細香蔥、薄荷、檸檬香蜂草等。

開花植物

這類植物需要 600～1000 呎燭光的照明度，在亮度低於 100 呎燭光的環境下，無法開花或成長。照明時間每天要有 14～16 小時。

◎適合栽種的植物：大多數賞花的秋海棠品種、喜蔭花、大岩桐、非洲鳳仙花、天竺葵和非洲菫。

人工照明的栽培須知

所有墊在植物下方的托盤，必須以溫和的漂白水溶液洗淨，以防植物感染疾病。

溫度

大多數生長於燈光下的植物，光照期間的溫度應該維持在攝氏 21 度左右。夜間溫度應介於 13～18 度。某些植物從

生長期進入開花或結果的階段，白天和夜晚的溫差很重要。

濕度

理想的濕度大約是50%～60%之間。維持濕度很重要，因為可以減少植物從葉片散失的水分。冬天空氣濕度通常低於20%，這時就要將植物放在裝滿碎石和清水的托盤上，並且經常為葉子噴水，或是使用室內增濕機。

澆水

在有光照的時候，幫植物澆水。理想的時間是在氣溫還未上升的早晨。檢查土壤是否乾了，如果覺得太乾就澆水。不要過度澆水，否則植物根部會腐爛。

空間

植株之間應當保持適當距離，才能讓植物免於疾病，健康成長，而且根、莖、葉才會長得強壯。不要讓植物彼此碰觸到，免得為了爭取光照，長得細細長長的。

通風

空氣流通是預防植物生病的要件。通風良好能使植物獲得進行光合作用時必需的二氧化碳，以及呼吸時需要的氧氣。在植物周遭裝設小型風扇，有助於維持空氣流動。夏天時，最好打開窗戶引進新鮮空氣。

土壤

使用等比例的殺菌土、泥炭苔、蛭石或珍珠石來栽種植物。也可以採用不含天然土壤的栽培介質。

肥料

依植物的需要施肥。為防止施肥過當，施肥前先幫植物澆水。

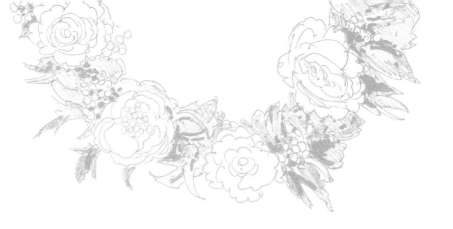

15

如何改造特殊工具

對於肢體殘障或缺少必要力氣從事某些園藝工作的案主來說，得先為他們改造環境和工具，他們才可能展現成功的園藝技巧。

一般園藝工具改造要點

　　對某些案主來說，種植花木如果不是不可能，也可能是痛苦的活動。要讓這些案主獲得成功的園藝經驗，環境是很重要的因素。對於肢體殘障或缺少必要力氣從事某些園藝工作的人來說，得先為他們改造環境和工具，他們才可能展現成功的園藝技巧。改造工具或環境顯然是花費最便宜的途徑，不過對於嚴重殘障的案主，市面上有販售特殊工具。

　　常見園藝工具，例如土鏟、鋤頭或鐵耙，把手應該短而堅固，讓案主可以坐著或站著，輕鬆的在花床區工作。如此一來，不管是坐著或站立，案主都獲得了肢體伸展的空間。如果案主手部患有關節炎，就用海綿包覆工具的把手，再用地毯專用的膠帶固定。把手頂端可先附加魔鬼粘扣帶或皮帶，然後固定在案主前臂，以增強力道，同時便於操作。

　　長柄工具也可以加上握柄和皮帶，讓前臂獲得支撐，而且能以單手操作工具。大型金屬鏟可能過於笨重和冰冷，不易抓握，可改用輕便好握的堅固塑膠製品。有些案主可能會覺得利用大湯匙來挖土比較輕鬆，尤其是需要用上靈巧的肌肉動作時，例如在生態缸內翻土。

　　園藝用小鏟子也可以改裝成長握把。先拆除原來的把手，再將削尖的掃帚柄，插在原來握把的位置，同時用螺絲釘固定。這樣案主就可以坐著或站著栽種植物，不必彎腰。大多數拿在手上的小型工具，都可以進行這類改裝，只要握柄拆得下來，就能換上較長的替代品。

　　一截直徑大約 2.5 公分的塑膠管，可以用來播種小種籽。先用長柄鐵鏟在土壤表面劃出溝槽，然後每隔一段適當

距離，讓種籽經由塑膠管掉進土裡。

　　要播撒顆粒細小的種籽，可利用市售或自製的播種膠帶。種籽按照適當的栽種距離（參考種籽包裝上的播種說明），黏貼在長膠帶上，然後將膠帶埋入正確深度的土壤裏，覆蓋表土。細小的種籽也可以跟細沙混在一起，方便掌握和栽種。視覺和觸覺有問題的案主，因此可以感受沙子與種籽的混合過程，同時也能判斷種籽灑到哪裏去了。

　　需要動用剪刀、剪定鋏或修枝剪時，最好提供附有彈簧的工具，這樣案主就能擁有刀刃永遠張開，隨時可以修修剪剪的工具了。有彈簧的剪刀用起來輕鬆，也有助於增強虛弱無力的手部肌肉。如果想把剪刀加長，只要拿膠帶將兩根長長的接合棒黏貼在把手上，案主即可雙手並用，修剪難以搆到的植物。有些地方可以買到一種叫採花鋏的稱手工具，這種工具的用途與剪刀類似，可用單手操作，而且刀鋒銳利，能乾淨俐落的完成各種修剪工作。

　　使用灑水壺時，選擇輕盈的塑膠容器，開口要小。根據案主能力決定水壺大小。使用大小不同的容器可以鍛鍊案主手部的力量。出水口的大小決定了水流量。對於關節炎嚴重和肢體極度不便的案主，讓他們使用擠番茄醬或芥末醬的瓶子來澆水，既能輕鬆掌握，又能直接澆水在小株的植物上。

其他輔助工具

　　下面兩樣輔助工具也很管用：一是橡膠製的柔軟膝蓋護墊，這些護墊可順著膝蓋弧度彎曲，為案主的膝蓋提供舒適的保護。二是能將護墊緊密固定於膝蓋的綁帶，一旦繫上這種帶子，案主就能貼近地面工作，不會造成膝蓋受傷或疼

痛。讓案主戴上棉製園藝手套來處理輕鬆的園藝工作，在栽種帶有尖刺、表皮粗糙的植物時，則要戴上特製橡皮手套，以防案主手部或身體受傷。

挑選獨輪推車時，要選擇輕便穩當、利於操作、不易翻覆的。較大型的手推車應該附有充氣式輪胎，才能在粗糙的地面暢行無阻。另外也應該配備活動式前門，好讓案主輕易的卸下園藝用品，預防手臂和背部不慎拉傷。在面積較小的園藝區，應該使用重心較低的手推車，以便運送工具和園藝用品。

架高花盆裝置

為了便於舉起和移動懸吊式花盆，可利用一種簡單裝置做輔助，它是由一根120公分長、直徑2.5公分的木桿，外加固定在桿子頂端約25公分高的塑膠花盆組成，看來就像個巨大的通馬桶吸把（見右圖）。製作方法是：用螺絲釘將花盆固定在附著於桿子頂端，10公分高的木頭圓板上。有了這樣的工具，不管是站著或坐著，案主都可以輕輕鬆鬆的用桿頂花盆來移動其他花盆，方便將植物抬高或放低。

移植仙人掌時，不妨使用約12公分長，夾相片紙的塑膠長夾，就可輕鬆將仙人掌從盆中取出，以免被尖刺扎傷。這種長夾子也方便抓取東西和鑿洞。

利用壓舌板來挖土、從盆裏移出植物，以及標示植物。壓舌板表面平滑，案主可以輕鬆的用拇指和食指捏住。在上面蓋印也很合適。用油性筆來寫字，效果最好。

對行動不便的人來說，斜坡道和輪椅升降梯，是幫住他們行動和出入的兩項最重要設備。

架高花盆裝置圖

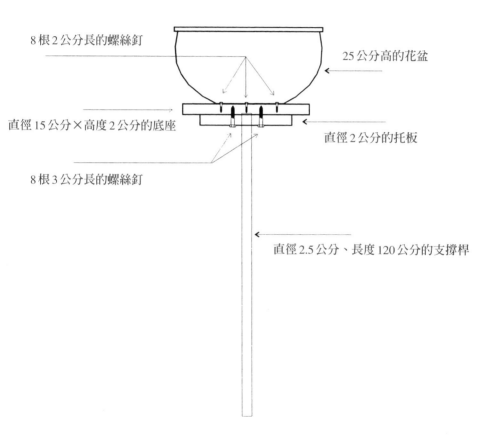

8根2公分長的螺絲釘

25公分高的花盆

直徑15公分×高度2公分的底座

直徑2公分的托板

8根3公分長的螺絲釘

直徑2.5公分、長度120公分的支撐桿

　　桌子應視個人特殊需求升高或降低,椅子也應附上舒適安全的坐墊和扶手。醫療座椅研究機構正在開發滿足各種特殊需求的特製輪椅,這些專家可協助園藝治療師決定桌子和花器的正確高度和空間配置,以符合案主的需求。

　　目前,市面上已有許多滿足案主各類特殊需求的改良工具。使用這些工具固然可增強案主的自信心和獨立感,不過治療師也必須了解案主有多大能耐,確保他們在肢體受限的範圍之內,安全的從事園藝工作。園藝治療應該為案主提供有利於增強肌力的活動,但又不能讓他們操勞過度到疼痛的地步。正確的使用工具,避免造成筋骨酸痛的姿勢。與醫生求證,評估案主能做什麼和不能做什麼。休息很重要,要保護案主不會疲累,工作時要適時的暫停休息。

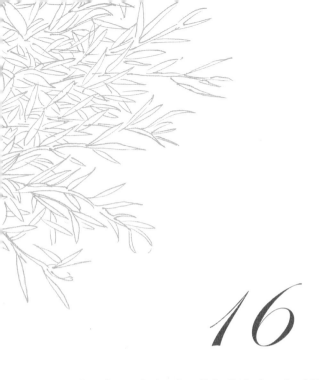

16

如何爲認知障礙案主設計課程

園藝治療師必須了解案主認知功能損傷程度。透過你
的評估，同時跨領域會診，就能判斷案主的操作能力。

園藝治療師必須了解案主認知功能損傷程度。透過你的評估，同時跨領域會診，就能判斷案主的操作能力。園藝活動是測驗案主專注力和記憶力的好方法。無論規劃何種園藝工作或計畫，都要選擇適合案主身體和心智能力的活動。換句話說，你不應該用園藝活動來挑戰案主的能力，而應當藉助這類活動使他們獲得最高成就感。

你可以透過按部就班引導案主的方式，來評量他們的長、短期記憶，以及強項和弱項。採行的活動不宜超出案主的耐力範圍，而且要保持簡單易行、給予動作指令、提供清楚解說，還要了解案主是否有聽力或視力障礙。如果案主有任何肢體限制，就改善相關配備或周邊環境，才能得到最佳成果。參考第十五章〈如何改造特殊工具〉。

治療目標

無論採取何種園藝治療計畫，首要目標在於讓案主透過充實的體驗，獲得最佳的生活品質。案主從事有意義，而且可以美化醫院和住家的園藝活動時，會產生自我價值感，還能增強注意力，減少焦慮情緒，進而改變思考方式。

測驗工具

園藝活動也是一種測驗工具，可用來判斷和評量案主的專注力和記憶力。治療師與案主展開社交、溝通與合作，能帶給案主刺激與互動。循序漸進引導案主，可以協助他們找到方向，減少困惑。有些特殊植物品種具備不同的質地、形狀和顏色，有助於刺激和引發案主的知覺及創意。

大多數園藝活動的目標，應該是創造活潑有趣，而非令人恐懼的經驗。這些活動可讓案主實地感受季節的變化，產

生時間觀念與現實感，也能為案主擴大活動範圍，增強肌肉力量。根據我的執業經驗，下面這些園藝相關活動最能產生療效。

接觸花木扶疏的環境

如果案主感到焦慮，或者出現能力不足、反應遲鈍的情況，就換個環境來刺激或改變他們的思考方式。陪他們或載他們前往有植物的地方，甚至只是一扇窗戶，為他們提供視覺刺激。無論是去花園、溫室或日光室，都能讓他們觀賞到各種景像，產生多重感受。鼓勵他們專注在容易辨識的有趣焦點。以色彩為主的活動，也可以刺激案主產生某種反應。

以香草植物刺激感官

這項活動可用在失智症晚期的案主身上。使用香氣濃烈的香草植物，效果最佳。讓案主觸摸香草植物的葉子，並以手指搓揉一番，將葉片香味沾到手上。案主用鼻子嗅聞植物的香氣時，治療師可重複說出植物的名稱及用途。這個活動成功的關鍵，不是要讓案主記住這些資訊，而是要跟案主建立一對一的合作關係，給予案主關懷和照顧。如果案主有反應，那的確是加分，但並非本活動主要目的。

進行此項活動時，請將葉子從枝幹摘下，而且應該採用芳香無毒的香草，或不會刺激感官的植物。這些葉子可拿來製作集錦香囊或薰香袋，先讓案主將篩選過的香草葉片摘下或剪下，然後放在濾網上晾乾。

用溫水澆灑植物

小型的澆水壺就很理想，不過針對手部患有關節炎的案主，不妨採用高度5～8公分的圓筒容器，例如芥末醬或番

茄醬的塑膠瓶，這樣就能輕輕將水從噴嘴擠出。關節和肌肉酸痛的案主只要經過練習，即可毫不費力為植物澆水。

剪取花朵

這活動可在任何地方進行，不論坐著或站著都能辦到。夏天的時候，如果案主可以待在室外，就能心情愉快的將種在陽台花箱或架高花器裏的花朵剪下來。盡量讓案主使用帶有彈簧的修枝剪刀或中型塑膠剪刀，剪刀把手可纏上白布膠帶，以便抓握和使用。

製作壓花

這是一項被動而且靜態的活動，用來測驗案主是否能辨別不同的花朵與葉片，並將它們依序排放在吸水紙上。活動通常採一對一方式進行，讓案主依自己的步調工作。花朵和葉片種類可輕易透過顏色、形狀和大小來區分。要壓出最好的成品，可使用壓花器或較厚重的壁紙型錄。參考第十八章介紹的「製作乾燥花」。

準備盆土

這項活動可讓案主經由拌勻土壤，以及接觸不同栽培介質的過程，達到刺激各種動作和感官的效果。讓案主穿上圍裙，以保持服裝清潔。先用清水將殺菌過的土壤、蛭石和泥炭苔打濕，然後分別盛滿在小容器裡，加上一個澆水壺，及一個空臉盆。慢慢引導案主把雙手伸進每個盆子，先讓他們觸摸裏面的東西，感受不同的質地，然後將三項材料放進空臉盆裏澆水與攪拌。繼續這個步驟，直到土壤均勻混合為止。若有必要，可為案主提供手套或鏟子。

移植花草

　　工作區的陳設應當保持簡單整齊，避免案主困惑。建議使用不含天然土壤的栽培介質來種植物，因為這類材料比較廉價且輕便，萬一吃進肚裡也不會中毒。挑選植物和花盆時，請選用顏色鮮豔的。雖然湯匙的大小很適合用來挖土，不過也要記住：有些案主會用湯匙把土壤送進嘴裡。如果案主能設法將適量土壤用湯匙舀進空花盆，然後將植物根部置入盆中，並蓋上適量土壤，就表示他們能正確思考，也有能力完成好幾個階段的移植程序。

　　面對重度失智的案主，應該請他們捧著空花盆，由治療師替他們將植物球根擺進去。要判斷他們能否獨力完成這項工作，可以一面示範技巧與重複說明，同時讓案主依樣畫葫蘆。評估案主左右手的操作功能和力道。如果他們能駕輕就熟完成每項步驟，就進入下個階段。讓案主充分發揮潛力，提高成就感和自我價值感。

插花活動

　　盡量簡化插花手續，讓案主獲得成就感。為了達此功效，必須先將花材和裝了清水的花瓶準備好。所有材料應該放在可強烈凸顯花朵和花瓶的桌面上，讓案主輕易就能看見和辨識。只能瞭解一、兩項步驟的退化症案主會受益於這樣的安排。清楚的動作指令，例如「把花插進瓶子裡」，可以幫助案主免除自己下決定的過程，也不會出現猜測和困擾的情況。如果想把插花變成比較複雜的活動，就請案主挑選和整理花材。插花工作完成後，讓案主將花瓶放在自己的房間或用餐區。這活動不僅能為他們周遭的環境增添美感，也能帶

給他們榮譽感和成就感。

催熟球根

　　這項活動通常在秋天舉行，因為這時市面上能買到荷蘭進口球根。我採用事先冷藏過的風信子和水仙球根，如果想種出又大又美的花朵，就用孤挺花球根。

　　為了獲得最佳成果，活動宜採一對一方式進行。先讓案主觀賞幾張球根花卉盛開的彩色大照片，紅花與藍花看起來比較醒目。大多數苗圃和園藝中心都能供應這些植物的球根，選用此類球根也能鼓勵和刺激案主參與活動。

　　請用15～20公分的盆子來種植風信子和水仙球根。先讓案主握住一根大湯匙，輕輕抓著對方的手舀土，將盆子填到半滿狀態。一旦完成這項程序，就教案主如何將球根壓入盆子（球根數量隨意），繼續先前的步驟，用湯匙把土舀到球根上，但是要讓球根頂端露出表土。在為球根徹底澆水後，連同盆子拿到陰涼的房間靜置8～10週左右。等盆子裡的水乾了，就澆水同時施肥（氮磷鉀比例20─20─20的肥料）。初冬時節再將這些球根盆栽移出房間，依土壤的乾燥情況給水。春天來臨時，案主就能看到綻放著迷人花朵的盆栽了。

　　栽種孤挺花球根要用15公分高的標準盆，種植方式有點不一樣，球根必須置放在土壤表面，根部用土完全覆蓋。先決定要讓案主使用哪些技巧，例如請他們抓住球根，或是把土舀到球根四周。栽種孤挺花時，根部朝下，把球根拿在花盆的中央，然後將土舀到球根四周，逐步填滿花盆，並蓋住根部，讓球根躺在土壤表面。然後將盆土壓實，使球根牢牢固定不會移動。盆土上方要留下1公分左右的空間，以便澆

水。將這盆植物放置在明亮的環境中，土乾的時候才澆水，這樣就能長出修長的花莖，開出又美又大的花朵。

清洗花盆

這是必須持續進行的活動，對於能透過某項工作技巧聯想到陳年往事的案主來說，也是很好的活動。我有一位案主熱愛這份工作，也明白這是栽培植物不可或缺的一環。我用加進「Sunlight」肥皂的溫水刷洗花盆，再用加了醋的溫水洗淨。洗好的花盆要自然風乾，然後請案主按照大小收進適當的櫃子。活動進行的過程中，可爲案主提供橡皮手套和舒適座椅，活動時間不宜超過半小時。你會發現，有些案主做這項工作立刻上手，有些案主則需分段完成。

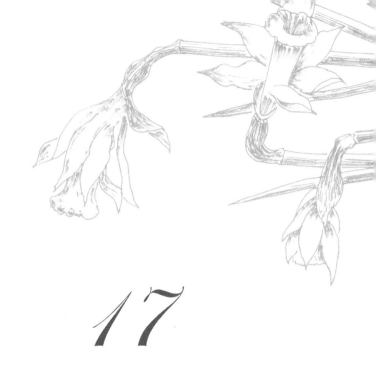

17

如何安排一整年的活動

. . . .

　　大多數季節性活動,至少應該提前三個月做好規劃,
才能選到上好材料,創造最佳品質。

　　特殊的計畫是園藝治療過程中重要的一環，可以增添不同的面向和變化，讓你與案主的工作更完滿。本章提到的所有活動，都是配合季節或節慶的。如果你善於創新，也準備了好玩的材料，就可以鼓舞案主，也能出售園藝作品來募集基金，贊助你的課程。

　　大多數季節性活動，至少應該提前三個月做好規劃，才能選到上好材料，創造最佳品質。舉例來說，我在準備秋季活動時，已經先將大部分花草曬乾，也搜集到一些爬藤和其他基本材料。有些材料可先儲存起來以備他日之用，例如乾燥花和毬果。所有園藝活動都需要經過妥善的規劃，也就是必須事先取得可隨時派上用場的所有材料。在購買園藝商品時，要留意減價消息，並做明智的選擇，才能降低花費。這類商品包括生態缸、玻璃器皿、陶器、塑膠容器和插花道具。請勿購買零售商品，可找批發商洽談，讓他們知道如何協助你。你也可以多多留意大自然的恩賜，善用這些免費、現成的園藝素材。

　　我也會參觀夏季舉辦的禮品展，以便了解最新潮的園藝作品設計手法和材料。例如緞帶和乾燥花。參觀這類展覽，可使園藝計畫跟得上流行趨勢，充滿各種新式風格及素材。

　　如果你的預算有限，就帶著計畫去找你工作的機構，或是接觸服務性質的社團和機構，或許他們能幫助你解決經費問題。

　　進行團體活動時，應將工作分派給大家，建立分享觀念和友愛精神。單人的計畫必須尊重個人選擇，但團體活動就應該要求案主展開互動，促進團結與合作。

以下是依照月份列舉的園藝計畫，可以幫助你安排一整年的活動。下一章會詳細說明這些活動的具體步驟。所有計畫均分門別類，幫助你準備及執行。

每個月的園藝活動

這個章節將提供逐月安排的一整年行事曆，同時分項敘述各種園藝工作（或是與照料、栽種及採收植物相關的工作），以及園藝相關活動（以植物為素材的手工藝活動）。這些活動可以補充你的課程，同時提供了課程會用上的材料。請參考第十八章〈園藝治療教案〉。

賀伍德健康中心相當幸運，不但擁有溫室，還有一塊面積廣達四十七英畝的土地。本中心園藝計畫大都自給自足，因為我們採用的植物多半靠自己栽培。如果你是利用日光室、窗戶邊，或植物照明燈的光源來種植花草，那麼你的園藝計畫恐怕無法像我們這麼有彈性。這樣的話，不妨找找看當地是否有自然保護區和健行步道，可以利用來學習自然和生態知識，同時收集天然的乾燥花素材、毬果等資源。假如你想利用自然保護區，請務必諮詢自然學家，哪些素材是你可以帶走的。

下述活動都不是忙碌的工作！園藝治療課程是協助案主更有生產力和更愉快的運用休閒時光，進而獲得更為健康的心智和生活方式。

一月

度過了令人興奮的聖誕節活動後，一月往往成為人們無精打采的月份，這時更應該繼續從事振奮人心的各種活動。

園藝工作

- 為迎接三月的聖派翠克節（St. Patrick's Day，譯註：是紀念愛爾蘭守護神的節日，以穿著綠色服裝和佩戴酢漿草飾物為特色），撒下酢漿草的種籽。開始剪下開花灌木的花枝，進行催花工作。參考第十八章介紹的「催熟花枝」課程。

- 能為老年案主帶來感官刺激的有益活動，就是移植秋天換過盆的香葉天竺葵。

- 將爬藤植物纏在鐵絲上做成造型盆栽。這項活動可教導案主修剪枝葉的技巧，也能提供春季植物特賣會的商品。

- 球根盆栽應該移出陰涼的房間，使其綻放美麗的花朵，散發宜人的香氣，讓人期待春天的來臨。參考第十八章介紹的「催熟球根」。

- 為種在溫室中、燈光下，以及其他園藝區的植物提供適當生長條件。冬季仍須慎防植物病蟲害。

園藝相關活動

- 設計「慰問卡」或「感謝卡」，在卡片中寫上美術字。參考第十八章結尾的「祝福語」。這類活動可鼓勵案主向贈送禮物的親友表達謝意，善盡社交責任和維持人際關係。

- 冬天也應該將體能良好的案主帶出去散步，以接觸大自然。散步可讓案主拓展和熟悉生活環境，並且走出戶外。散步過程中，不妨和案主談論花苞大小，說明葉子和花朵的差異，教他們根據太陽的方向判斷時間，依樹皮外表辨認樹種，觀察冬季鳥類及其覓食習性，探訪動物棲息地。

- 室內活動可以利用玻璃和乾燥花製作捕光吊飾（sun

catcher），掛在案主房間捕捉光線，裝飾他們的生活空間。

- 讓案主從事整理和排列種子的靜態活動，可以引發案主興趣，為即將來臨的春天選擇種植材料。這樣的活動可以鼓勵案主負責，同時作主選擇他們想要栽培的植物。

二月

慶祝西洋情人節（二月十四日）。

園藝工作

- 繼續催熟花枝的工作。
- 二月開始為春天播種，可以選擇秋海棠、天竺葵、星辰花、小飛燕草、麥稈菊等植物。播種工作需要手眼協調，應該挑選足以勝任的案主來完成。組合盆栽可以加上現成的小飾品或蝴蝶結，用來慶祝情人節。

園藝相關活動

- 用乾燥花製作信紙，以美術字寫上「情人節快樂」等字樣。在小巧玲瓏的心型木刻周圍，貼上星辰花或其他乾燥花，做成迷人吊飾。
- 將薰衣草和玫瑰花等集錦乾燥花裝進小布袋，然後繫上緞帶和小花做裝飾。這種集錦香囊是極佳的生財工具，可依不同節慶來設計。
- 金屬小罐和編籃是盛裝集錦乾燥花的理想容器，將罐子和籃子填滿乾燥花，在蓋子頂端貼上小胸花做裝飾。
- 也可以用乾燥花和美麗的蝴蝶結來設計心形藤蔓花環。
- 用烘焙過的杏仁加上巧克力做成的杏仁小船，是賣相甚佳的手工產品，以小塑膠袋包裝出售，可為園藝治療計畫帶來不錯的收入。我們會用緞帶裝飾塑膠袋，並且貼上金色

　　或紅色的心形封條。

三月

　　慶祝聖派翠克節（三月十七日）。

園藝工作

● 繼續催熟花枝。當時序接近春天，會發現花枝更快開花。

● 將酢漿草盆栽用鋁箔紙包好，並以小飾品裝飾。如果沒有
　酢漿草，也可以用玲瓏冷水花（俗稱嬰兒眼淚）取代。

● 適合三月播種的蔬菜有：甘藍菜、結球萵苣、甜椒、蕃茄
　和茄子。在花床栽種大部分一年生的開花植物。參考第十
　一章〈適合園藝治療的植物〉。

● 與殯儀館接洽，請他們提供喪禮過後留下來的鮮花，利用
　這些花朵製成花藝品和百花香。

● 繁殖將來可派上用場的植物，參考第九章〈如何繁殖植
　物〉。持續監控種籽生長狀況，保護幼苗免於陽光直射。

● 栽種仙人掌。仙人掌會在早春開花，大多數品種都能混合
　種植，形成迷人的盆栽花園。有些品種可單獨種在好看的
　杯子裏。參考第十八章介紹的「組合盆栽」。

園藝相關活動

● 持續自然散步，注意季節由冬入春的微妙變化。不論積雪
　有多深，都能窺探和享受春天腳步來臨的信息，例如楝木
　和楊柳樹皮轉成鮮紅和嫩黃，鳥類羽毛變得比較豔麗，陽
　光也比較溫暖。

● 聖派翠克節是三月的重要節日，在利用乾燥花設計而成的
　花箋上寫下「聖派翠克節快樂」等字樣。

四月

　　復活節（譯注：此節日排在春分月圓後的第一個星期天，日期並不固定，最早為三月二十二日，最晚為四月二十五日）通常出現在四月，因此本月會有許多應景活動。

園藝工作

- 持續在室內播種，例如：番茄、甜椒、茄子、芹菜、青花菜、甘藍菜。戶外則栽種：甜菜、紅蘿蔔、大頭菜、葉萵苣、韭菜、荷蘭芹、豌豆、櫻桃蘿蔔、洋蔥和菠菜。

- 將一年生植物移到戶外，使其強壯生長，但要避免陽光直射，天黑前再移入室內。

- 這個月應該將花床準備好栽種植物。一旦積雪融化，可以翻土之後，就在花床埋下有機肥。只栽種強健的植物，例如根莖作物和沙拉類蔬菜。請參考第十二章〈如何建造花床〉。好好照料室內的植栽。

園藝相關活動

- 用蛋殼種植一年生開花小型植物，例如秋海棠或非洲鳳仙花。這些花卉可與復活節裝飾草一起放置在蛋杯中，做為復活節大餐的餐桌中央擺飾。到了五月再移植到戶外。

- 用蝴蝶結、緞帶花和乾燥花來妝點復活節專用的草藍或編籃，掛在案主房門口，這也是聊天的好話題。

- 以乾燥花裝飾的藤蔓編籃，也是很受歡迎的銷售品。也可以用復活節的顏色來設計藤蔓花環。

- 復活節也是開放參觀日，是販賣繡球花、非洲堇、天竺葵等盆栽，以及花藝品和乾燥花香囊的好時機。如果廣告打得響亮，這類活動可吸引大批人潮。

- 製作以復活節應景飾品來裝飾的組合盆栽，這種盆栽很適合做爲布置餐桌的主角。也可利用乾燥花製作復活節專用信箋，並寫上美術字。

五月

五月份的特殊節日包括：母親節、加拿大維多利亞節（譯註：Victoria Day，即五月二十四日維多利亞女王的生日，如果這天遇到星期日，則順延至二十五日慶祝）、美國陣亡將士紀念日（Memorial Day，五月最後一個星期一）。

園藝工作

五月二十四日過後，通常就能安心在室外種植大多數的花卉和蔬菜了。在室內則播下甜瓜及黃瓜種籽。大部份蔬菜和花卉種籽現在可以撒在戶外了。

- 花床已經準備好可以栽種了，請參考第十一章〈適合園藝治療的植物〉。我們會指導物質濫用的案主學習園藝造景技巧，目的是讓他們培養新技能，懂得善用休閒時間。你可能也希望展開類似的計畫。

- 從五月開始直到夏天，應該定期爲植物施肥，尤其是那些長在無土栽培介質的植物，更需要施肥。請參考第八章〈如何照顧植物〉。

- 五月下旬可以開始採收細香蔥、薄荷，以及沙拉用蔬菜等早熟作物。

園藝相關活動

- 爲慶祝母親節，可拿茶杯種植小三色堇，並且點綴以表達祝福的適切飾品。也可以用鮮花來插花或做成胸花，慶祝這個日子。

- 為慶祝維多利亞節或陣亡將士紀念日，可將一面象徵該節日的小旗子插在設計好的插花或組合盆栽中。五月正值野花盛開的季節，將野花收集起來，做成壓花，以備他日使用。記得只摘取尚未瀕臨絕種的野花。同時，剪下蘋果、櫻桃和丁香花的花枝，掛在院區各角落，這樣可以幫助案主聯想時令和相關事件。

- 這個月去大自然中散步，特別令人心曠神怡，可以欣賞燦爛奪目的野花和重返林地的鳥類。

- 五月也是我們舉行大型特賣會的月份，因為這時我們的花床植物已經栽培成功了，正好趁此機會替園藝治療計畫多創造一些收入。你可能也希望如法炮製。

- 用乾燥花製作紙鎮。在一塊小石頭上黏貼一片插花海綿，再插上青綠的花枝和乾燥花裝飾，最後擺上一隻人造鳥。

- 這個時候也要開始準備戶外造園了。種植一年生植物，同時為花床鬆土整地，迎接夏天來臨。

- 我們會利用五月舉辦一年一度的春季特賣會，同時在院區各處和地方報紙張貼及刊登海報與廣告，這樣既能吸引大家共襄盛舉，又能推銷園藝治療計畫。舉行這類活動時，應該為案主、志工和其他工作人員做好分工。案主在銷售自己栽培的植物時，可以看到個人努力的成果，激勵他正向展望自己的前景，建立自尊。

六月

六月的重大節日是西洋父親節（六月第三個星期天）。

從現在到秋天，應鼓勵案主常到戶外踏青。參加戶外活動可鍛鍊體能，吸收新鮮空氣與陽光，身體健康隨之改善。

園藝工作

- 在戶外種植甜瓜和黃瓜，第二次播種豆類、萵苣和青蔥。照料花床、花箱和花器中栽培出來的菜園和香草園。

- 開始採收草莓和沙拉用蔬菜。

- 為參加園藝治療計畫的飲食失調案主指派個人專屬花床。他們在照料自己的區塊時，可以獲得適當的營養知識，培養出獨立意識。

- 有些花朵和香草植物可先行採收和曬乾，留著以後製作工藝品。

- 庭園區應該進行護根的工作，以保持土壤濕度，抑制野草生長。

園藝相關活動

- 剪下多年生植物的花枝，例如小飛燕草和牡丹等，吊起來曬乾。

- 為慶祝父親節設計漂流木盆景。這種美觀的作品可由大家合力完成。案主在運用自然植物和園藝材料的過程中，會產生天人合一的感受。參考第十八章。

七月

園藝工作

- 這個月應該利用氣溫比較涼爽的早晨進行園藝工作。我們的工作區提供了良好的遮蔭處，可讓大家在陰涼的空間完成各項差事，例如為麥稈菊插入鐵絲、將星辰花和小飛燕草紮成一束，準備製作乾燥花。我們也會把其他花朵製成壓花，運用在未來的設計課程中。

- 七月間可採收櫻桃，同時採收並風乾香草植物。還可以搜

集野生藤蔓，做成花環掛起來曬乾。

● 在溫室繁殖多肉植物和熱帶植物。參考第九章〈如何繁殖
植物〉。

● 進行灌木辨認與繁殖課程，繼續照料庭園，包括澆肥、灑
水和收成。

● 七月也是帶領案主前往外地參觀植物園和其他溫室的理想
季節。

八月

園藝工作

● 每年一到八月，我們的星辰花、小飛燕草、麥稈菊等開花
植物就會呈現百花齊放的景象，大多數花朵會被摘下來風
乾。這個月也應該持續將玫瑰、紫錐花、鼠尾草、補血草
和秋麒麟草（一枝黃花）等多年生開花植物採下乾燥。

園藝相關活動

● 因為我們所在的位置八月開始進入雨季，所以是進行生態
缸植栽設計課程的好時機。請參考第十八章介紹的「生態
缸植栽」。我們會利用每天下午的時間，在大型水族箱和
玻璃碗內種植花草。我們也會採集更多藤蔓植物，編織成
花環吊起來風乾，準備以後做成其他工藝品。

● 八月是訂購秋季的球根和無土栽培介質的時候。

九月

這是我最喜歡的月份，我對大地萬物開始轉涼的秋天情
有獨鍾。

園藝工作

● 清理菜園，採收最後一批番茄，挖出紅蘿蔔、甜菜等根莖

作物。移除所有木椿和標示,將殘梗敗葉全部堆積起來做
為護根的材料。

- 在下霜以前把天竺葵、香草植物和其他植物移入室內種在
花盆裏,而且要徹底灑水。

園藝相關活動

- 九月是收集和壓製落葉的月份,為秋季和聖誕節工藝品搜
集毬果、栗子和橡實。

- 這個月在大自然中散步,應該會注意到季節的變化。從樹
枝出現落葉瘢痕、鳥類遷徙、植物結籽,以及松鼠儲藏食
物等動物行為,都能看出季節交替的訊息。

- 秋天的飾品,例如花環、餐桌擺飾、吊飾等,都可以用藤
蔓、玉蜀黍、乾燥的花朵和香草來製作。

- 若想找到最合意的材料與價格,現在就可以預購聖誕節用
品了。

十月

本月特殊節日包括:加拿大感恩節(十月十三日)、美國
植樹節(譯注:Arbor Day,各州都有,無統一日期)和萬
聖節(十月三十一日)。

園藝工作

- 室外活動:整理花床,種下春天會開花的球根植物,如風
信子、水仙、鬱金香和番紅花等。為草莓、玫瑰,以及新
栽種的多年生植物進行護根工作。果樹的樹幹應該套上塑
膠布,灌木則需裹上粗麻布,做為多季防寒措施。所有灌
木應在寒流來襲前充分浸透水分。將 A 字形花床和可以移
動的花箱內的土壤移除,並收藏起來過冬。

- 室內活動：栽種同樣的球根植物，存放在冷藏室或陰涼、昏暗的地方處催熟。

園藝相關活動

- 拆除和收存所有接在戶外水龍頭下的澆花水管以便越冬。清潔園藝工具，上油之後收好。
- 將庭園中的飼料台填滿鳥飼料，吸引野鳥前來啄食。
- 為感恩節設計信紙，為萬聖節雕刻南瓜；在院區四處放置供展示用的葫蘆、南瓜、節瓜和玉蜀黍；乾燥花擺飾放在餐桌上。
- 香草植物和幼小的熱帶植物應該放置在植物照明燈下。

十一月

　　這個月的節日有：加拿大陣亡將士紀念日（Remembrance Day，十一月十一日）、美國退伍軍人紀念日（Veteran's Day，十一月十一日）和感恩節（十一月第四個星期四）。

園藝工作

- 繁殖下列植物：吊竹草、吊蘭、秋海棠、常春藤等。參考第九章〈如何繁殖植物〉。
- 打造仙人掌花園。
- 為存放在冷藏室的秋季球根澆水。

園藝相關活動

- 由於年老案主非常重視以上幾個節日，因此可藉下面的活動來慶祝。我們利用加拿大退伍軍人協會捐贈的罌粟花來裝飾草環，還將罌粟花黏貼在飾有綠葉的鐵線莖梗上，插入瓶中，裝飾案主的用餐室。我們向案主借來戰爭紀念

品，布置成展示櫥窗的焦點。

- 這個月應該把搜集來的堅果拿出來鑽上小孔，預備製作聖誕節飾品。不妨從製作毬果花環和餐桌擺飾入手。

- 現在也應該製作百花香，保存起來，以應聖誕節活動之所需。

十二月

這是個歡樂的季節，有許多精彩的活動。

園藝工作

- 到戶外剪下各種常綠植物做聖誕節餐桌擺飾。用熱帶植物做成組合盆栽，加上聖誕節應景小飾品來完成設計。參考第十八章介紹的「組合盆栽」。

- 現在就要為三月的聖派翠克節撒下酢漿草種子，為四月的復活節催熟繡球花。

- 我祖母習慣將燕麥種在淺底容器裏，並且在中央插上一根柱狀的紅燭，組合成古歐洲風格的迷人聖誕節餐桌擺飾。

- 修剪吊盆裡的植物，利用剪下來的枝葉扦插繁殖。

園藝相關活動

- 可以進行下列所有活動：松果設計、迷你玻璃球植栽、藤蔓設計、天然樹皮設計、聖誕節卡片、聖誕節胸花、鮮花的插花設計等等，充分利用常綠植物、毬果和百花香。參考第十八章〈園藝治療教案〉。

- 舉辦聖誕市集或特賣會，這類活動最適合把整年完成的每樣作品拿出來展售。不要忘了香草醋、乾燥花和香草植物。用一些編籃、陶器和鋁箔紙襯托你的展售植物。

- 另外也可以製作大量松果飾物，例如將松果黏在漂流木、

花環、木板和餐桌擺飾上。總而言之,每樣聖誕節飾品幾乎都可以加上毬果!

擴充園藝治療課程

若想擴充園藝治療課程,可以為案主提供與各種園藝主題相關的五花八門視聽教材。安排他們參觀植物園或公立花園、大學校園和園藝公司,或者參加楓糖漿製作、花卉展覽、秋天賞葉之旅和市集等特殊活動。

多數育種公司往往闢有匠心獨具的花園,參觀者可看到許多新品種植物。

圖書館也是研究和擴充園藝治療課程的好資源。

邀請教育機構、園藝社團的專家,以及熱愛植物與手工藝的人士前來演講。

讓園藝治療課程保持進步和創新,為案主、工作人員和志工帶來新刺激。

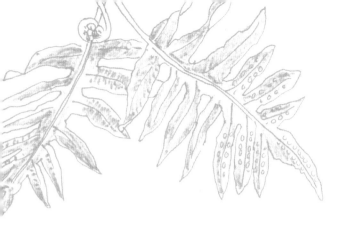

18

園藝治療教案

本章列出的教案是設計來協助治療師，將創造力與想像力帶進園藝治療的課程。這些形形色色的活動，能讓案主感受到一整年時令與節氣的不同變化。

　　下列活動可依案主的能力分階段進行，爲協助案主解決問題，也可以增加一些挑戰與難度。每項活動均列有適用者代號，包括：酒癮者（Alcohol Abuse, AL）、藥癮者（Drug Addiction, D）、精神分裂患者（Schizophrenia, Scz）、情感性障礙患者（Affective Disorders, AD）、厭食症患者（Anorexia Nervosa, AN）、認知損傷者（Cognitive Impairment, CI）等。請參考第四章〈認識服務對象與疾病類型〉。

　　這裏列出的教案，都是設計來協助治療師，將創造力與想像力帶進園藝治療的課程。這些活動提供了形形色色的工作，讓案主能夠強烈感受到一整年時令與節氣的不同變化。

　　有各種不同的風格和技巧可以執行園藝治療計畫，然而我的經驗是，下述所有教案能提供平穩的基礎，讓你的課程更加出色。

　　下列活動也能鼓勵案主，對園藝相關活動培養更進一步的興趣。

I.漂流木盆景

目的：創造散發自然氣息，可在室內生長的盆栽植物。

適用者：AL、D、Scz、AD、AN。

說明：本活動的構想來自一次北安大略湖的釣魚兼露營之旅，當地優美的湖光山色和自然的地形景觀，正是製作這項工藝品的靈感來源。那一回，我看到大量漂流木散落在蜿蜒崎嶇的湖岸邊，許多倒塌的樹幹表面都布滿青苔、蕨類和其他的植物。湊近一瞧，發現更多植物，甚至還有小鳥將鳥窩築在泛白的樹幹高處。於是我知道，我也可以複製這幅天然

美景，自創一座迷你庭園。當時我還發現不少饒富趣味、值得收藏的自然寶物，例如被湖水洗白的漂流木，還有色澤斑爛的鵝卵石和貝殼，以及馴鹿苔和青苔。

那些橫臥的樹幹形成了肌理獨特的樹皮，並長出一大片白色與黃色的可愛蕈菇，眼尖的人還會發現小候鳥的鳥巢及乾枯的野草，可用來設計造型純樸的工藝品。我從不摘取稀有植物，只採用數量繁多的品種，這樣才能維持自然平衡，讓別人也有機會欣賞自然景觀。製作漂流木盆景所需的材料，通常是參加有嚮導帶隊的自然散步活動時收集得來。我總是提醒案主：要尊重和關懷自然環境，讓別人也能體驗和欣賞大自然。散步活動結束後，大家都會記得自己是在何時何地採集到這些材料的。我至今依然在腦海裡聽見水鳥在湖面捕魚的鳴叫聲，還有我在清晨健行時聞到的松柏味。

收集材料和走向戶外，是很好的運動。要確定案主有足夠的體力參加散步活動，而且務必讓他們穿上保暖的衣物及適當的靴子。隨身攜帶驅蟲液和盛裝植物用的小塑膠袋。若要剪取乾枯的野花，還得攜帶修枝剪。

材料

漂流木：收集30～90公分長的木頭，漂流木的大小決定了盆景的大小。要收集比較乾淨、沒有長蟲的木頭，然後放在陽光充足的地方徹底曬乾。先用刷子掃掉木頭表面的泥土或殘屑，再噴上添加漂白劑的水溶液（30毫升的漂白劑加入480毫升的清水中）。

容器：最好使用30～40公分的大陶盆，陶盆必須裝得下漂

流木，也塞得下栽培介質。栽種植物前，先將陶盆泡在水中
1小時，以免土壤乾掉。

碎石或小石子：在花盆底部墊上這些石材來固定漂流木。

混合土：使用分量相等的泥炭苔、殺菌過土壤和珍珠石。

植物：小型熱帶植物和路邊植物，皆可用來創作具有自然野
趣的盆景造型。請選用大小不一的植物，包括懸垂和直立的
品種。

- 熱帶植物：銀葉冷水花、鳳尾蕨、波士頓腎蕨、小葉南洋
  杉、玲瓏冷水花 、菱葉藤、白網紋草、嬰兒的眼淚、兔腳
  蕨。

- 路邊植物：小株的赤柏、扁柏、黑鐵角蕨、地衣、馴鹿
  苔、青苔和長在朽木上的蕈菇。

裝飾品：羽毛或蓪草做的人造小鳥、鳥窩，或松蘿鳳梨。

熱熔槍：如果漂流木有凹洞，可用熱熔槍把鳥窩、人造鳥或
蕈菇黏上去。

步驟

1.將消毒乾淨的漂流木，置入事先插好直立樹枝或木頭的陶
盆，做出有趣的造型。

2.在陶盆內倒入三分滿的碎石或小石子。

3.將混合土放進陶盆，土壤表面低於盆緣2.5～5公分，接著
將土壤壓實，以便固定漂流木。

4.先依漂流木形狀想好盆景造型，然後在木頭周圍擺上植
物，將小株蕨類塞進木頭縫隙。較高的植株可靠著漂流木
種植，以保持平衡。若想替盆景多增添一點趣味，可用土

造幾座假山或窪地。不要種太多植物，簡單就是美！若要移除花盆裡的植物，將花盆倒過來輕輕拍打邊緣，然後小心取出植物，就可順利移出大部分的盆栽植物。

5.利用先前收集到的天然材料美化盆景，創造某種鄉野氣息。在漂流木各個角落或土表面放上青苔，然後用熱熔槍把青苔黏在木頭上。小石或彩石可鋪在木頭凹洞，或撒在土上，再用熱熔槍把蕈菇、鳥巢或松蘿鳳梨黏到漂流木上，或直接塞進木頭縫隙。最後將裝飾用的人造小鳥放進鳥巢，或黏在木頭上。

照料原則

將盆景擺在面向東邊陽光，或不會受到午後陽光直射的地方。使用室溫的清水為盆土保濕，從四月到九月，每月以氮磷鉀比例 20 ─ 20 ─ 20 的肥料，或營養均衡的天然肥料，例如魚粕，施肥一次。不定期修剪植物，以維持盆景造型，預防植物生長過盛。偶爾用「Safer's soap」噴灑植物，以防蟲害。享受樂趣吧！

治療應用

身體狀況允許的案主可利用去野外散步的機會，搜集一些盆景材料，其他案主也可以採取團體合作或獨立作業方式，完成此項趣味活動。雖然各類型案主都有能力製作漂流木盆景，不過這類作品比較吸引男性，因為漂流木和陶盆粗獷的外形，以及散發的力量。

II.生態缸植栽（玻璃花房）

目的：設計多層次的玻璃缸植栽。

適用者：AL、D、Scz、AD、AN、CI

說明：本活動最初構想是希望設計出花費較少，造型又比市售生態缸植栽獨特的作品，既可美化醫院環境，又能帶給案主立即的滿足感。

材料

容器：透明玻璃容器，例如金魚缸或水族箱、玻璃缸、泡菜罐、細頸瓶，或小果汁瓶。先用1量杯的醋對4公升的清水刷洗這些容器。

混合土：等比例的殺菌土、泥炭苔和珍珠石或蛭石。也可採用不含土壤的栽培介質。加入珍珠石能增加美感，利於排水。栽培介質使用量，依容器大小來決定。

木頭或樹皮：這兩樣材料可用來製造平台或區隔，如果不用樹皮，也可以將土壓塑成台階狀。

植物：採用的植物必須十分耐潮，具備各種顏色與質感，而且生長緩慢。務必選用沒有蟲害，也沒有破損或受傷的健康植物，植株高度與大小也要有所變化。

- 高莖植物：紅線豹紋葛鬱金、袖珍柚子、皺葉椒草、銀葉冷水花。

- 中莖或懸垂植物：虎耳草、英國常春藤、白網紋草、絨葉小鳳梨、蝦蟆草、小葉冷水麻。

- 點綴材料：鵝卵石、貝殼、水族箱彩石、漂流木、馴鹿

苔、小樹枝。

步驟

1. 容器一定要乾淨（參考上述清潔法）。如果上頭出現裂痕，
   就將有瑕疵的那面轉向別人看不見的位置，以便觀賞箱中
   花草時清清楚楚，不會受到裂縫的干擾。

2. 先用湯匙在容器底部鋪上2.5公分厚的珍珠石，以利排水。

3. 將混合土舀進或鏟進容器，製造一塊斜坡。把樹皮壓入土
   中間，製造出上下兩層平台，好像是兩層階梯。同樣技巧
   也可用來布置水族箱，而且不需要木頭就能製造出小山和
   窪地。根據容器大小，做出更多區隔或台階。

4. 選擇想要栽培的植物，在構思設計時，將植物排列在容器
   旁邊。要使用各種顏色和形狀的植物，這樣完成的作品才
   會層次豐富，帶有個性。輕拍花盆取出植物，去掉根部大
   部分的土，在玻璃缸的土中挖個洞，把植物種在自己想種
   的位置。高莖植物應該置於容器後方，讓懸垂植物自樹皮
   區上方垂下，矮莖植物則種在容器前方。要發揮創意，避
   免種太多植物，因為它們很快就會塞滿容器。如果植株長
   得太大或太密，可剪去一些葉片，或小心進行分株。

5. 當植物各就各位後，利用已收集好的植物材料，創造散發
   自然風格的盆栽。玻璃缸四個角落可鋪些水族箱彩石、鵝
   卵石和貝殼，並以木片做成小徑，到處添加一些青苔，這
   樣就能創造與植物相映成趣的質感，也能襯托有趣的葉形
   和葉脈。

6. 將室溫的清水慢慢倒在手上，讓水流過你的手來為植物澆

水，利用一小塊木頭延展水流。不要澆太多水，完成後，用紙巾拭去多餘水分。

請將生態缸植栽放在間接陽光下，因為直射陽光會過熱。看到土乾了才澆水，不用為植物施肥，以免加快生長速度，在短時間內蔓延到容器外頭。如果植物上面長了蟲子，使用沾過酒精的刷子，直接擦拭受害部位。

這類課程是善用泡菜罐和其他趣味玻璃容器的好方法，做出來的成品價廉物美，容易照顧，又能擺在任何環境。玻璃缸也適合用來繁殖和栽培小型植物，因為能提供濕度和水分。有視力或肢體問題的案主，最好選用水族箱來栽培植物，因為體積和開口都夠大。不定期修剪養植箱內花草，以維持美觀造型。好好享受吧！

III.催熟球根

目的：球根催花，冬天在室內開花。

適用者：AL、D、Scz、AD、AN、CI。

說明：必須在九月和十月種下早生的球根品種，聖誕節期間才能看到花開。在冬季為春天開花的植物進行催花工作，總能引發案主莫大的興趣和喜悅。球根花卉的色彩與香味，可以刺激案主感官，說不定還能減輕憂鬱症狀。這些開花植物也很適合用來慶祝情人節、聖派翠克節和復活節。

材料

植物：購買事先冷藏過的球根，例如鬱金香、水仙、風信子、番紅花、小蒼蘭和孤挺花。

栽培介質：分量相等的殺菌土、泥炭苔和珍珠石，也可以使用無土栽培介質。

排水材料：小陶片或鵝卵石。

花器：15～20公分的陶製或塑膠製球根專用花盆。花器大小取決於計畫栽種的球根數量。

步驟

一般要點

1. 種植球根以前，先將陶盆放在水中浸泡1小時。

2. 如果使用混合土，要用幾塊陶片蓋住盆底的排水孔，或在盆底鋪上約1公分的碎石。

3. 在花器內填土，不要超過球根底部5公分。

4. 將球根壓入土中，周圍填上栽培介質，直到表面低於容器邊緣2.5公分。接著將土壓實，以固定球根。球根種植數量得視容器大小而定。將鬱金香球根平坦的那面種在容器外側，因此葉子會長過盆緣；球根尖端應露出土表面。

5. 將容器沒入水中，水面應與容器邊緣等高。從容器底部給水，才不會干擾球根。

6. 每個花盆都貼上標籤，寫明植物種類和種植時間。

7. 將球根盆栽放在冷藏室，或沒有霜害的地方，例如地窖或車庫，因此室溫可維持在大約攝氏3～10度。

8. 催花期間，須將球根盆栽存放在暗處，只在土乾時才澆水。根部發育狀況，要看球根種類和花期而定，不同的品種，發育時間8～15個星期不等。苗圃或供應商會告訴你大概需要多少時間才會開花。

9. 查看植物根及嫩芽的生長情況。如果根已經鑽出花盆排水孔，嫩芽也長到2～4公分高，就將盆栽移入室內。找個陰暗涼爽的角落靜置一星期左右，讓球根慢慢暴露在較高的溫度和較強的光線下。

10. 持續為盆栽澆水，並施以稀釋的肥料（氮磷鉀比例20 － 20 － 20）。

11. 盆栽大約4～6星期內會開花。

催熟孤挺花要點

1. 種孤挺花的容器，寬度至少要比球根直徑大5公分。

2. 如果用混合土種植，容器底部要有排水層。

3. 用一隻手抓住球根，讓底部垂入花盆，然後開始填土。栽培介質要蓋住根部，讓球根穩穩固定在土中。土的高度應該低於盆緣2.5公分左右，球根頂端要露出土面。

4. 充分給水，每次都得等土乾透以後再給水。

5. 將花盆放在溫暖陰暗的地方，等花莖長到15～20公分以後，再將花盆移出，供大家欣賞。

6. 花期過後，要剪除花莖，將植物擺在陽光照得到的窗邊，讓其繼續生長，或者在春天移到戶外有遮蔭的地方。

治療應用

球根植物都有固定的形狀和強韌的生命力，很容易種植

和照顧。孤挺花會開出鮮豔的花朵，能刺激案主參與園藝活
動的興趣。

IV.催熟花枝

目的：催熟花枝，在冬天開花。

適用者：AL、D、Scz、AN。

說明：在冬天從事這項活動，可幫助案主振作精神。花色鮮
黃的連翹，或者富東方味的貼梗海棠，都可以為案主的房間
增添美感與香氣。穿著雪鞋散步，或從事越野滑雪，也是享
受冬季運動的好方法。

材料

- 一把小樹剪（剪定鋏）。
- 一個盛裝樹枝的大塑膠袋。
- 幾條用來綑綁樹枝的橡皮筋或細繩。
- 數個裝滿清水的大花瓶或泡菜缸。
- 噴水罐。
- 開花灌木：連翹、貼梗海棠、紫葉矮櫻、銀柳（貓柳）、
  紅花檵木。
- 開花喬木：榆葉梅、梾木、蘋果、櫻桃、紫辛夷（紫木
  蓮）。

步驟

選個有陽光且氣溫高於零度的日子進行這項活動，這時
樹液循環最旺盛，較能促進開花。樹枝至少要有 1.25 公分

粗，才能正常開花。新生的枝枒催花效果最好。請留意葉芽與花苞的差別；花苞通常是圓圓扁扁的，葉芽則是細長形，有個尖端。若想花開得漂亮，要挑選冒了許多花苞的花枝。

1. 剪下喬木或灌木新生的枝枒。修剪枝枒能促使樹幹長出新枝，有助於改造樹型。

2. 喬木與灌木的樹枝看起來很像，請依植物類別，用橡皮筋綁成一束。

3. 收集完想要的樹枝後，催花的步驟簡單明瞭。剝除樹枝下端 5 公分的樹皮，用刀子在底部切出兩道切口，形成「X」形，這樣能讓花枝吸收水分。另一個方法是敲打花枝底部，直到枝幹裂開。

4. 花枝插入裝了溫水的花瓶或罈子，在陰暗的房間擺上五天。

5. 經常換水，以免水發臭。

6. 每天為花苞噴水，提供必要的濕度。

7. 五天以後，將花枝擺在陽光下（涼爽的晨光最理想），繼續噴水與換水。在 14～24 天內，你就會擁有娉婷優美的春天花束！

適合花卉與花期

連翹：鮮黃的花朵。花期維持 21 天左右。

貼梗海棠：開粉紅到大紅的花朵，花期 15 天左右。

紫葉矮櫻：帶有清香的粉紅花朵，花期 21 天左右。

銀柳：盛開之後不要將花枝留在水中。

紫辛夷：開白色到粉紅的大朵花，花期 24 天左右。

紅花檵木：花開的時間很短，但是花形獨特，別具美感，花期約21天。

榆葉梅：幽雅的粉紅花朵，花期24天左右。

楝木：美麗的花枝長出幽雅的白花，花期21天左右。

蘋果：馨香的白花與粉紅花，花期24天。

櫻花：花形高貴、典雅而細緻，而且吐露芬芳，插入瓷瓶更顯幽雅，24天後盛極而謝。

治療應用

這項活動鼓勵案主參加有人帶隊的野外之旅。活動內容包括收集和處理花枝，將花枝插入瓶中。

這樣的課程也能讓案主期待初春綻放的花朵，帶來延後的滿足。

V.繁殖植物

目的：栽培與繁殖熱帶植物。

適用者：AL、D、Scz、AD、AN、CI。

說明：繁殖與栽培植物，是大多數園藝治療計畫的基本工作。為植物進行繁殖，也是讓案主學習園藝和種植技巧的絕佳途徑。本活動能降低採購植物的開銷，還能為某些工藝活動和園藝特賣會提供存貨。

材料

植物：下面這些植物生命力很強，也很容易長出根來：彩葉草、吊竹草、瑞典常春藤、吊蘭、小葉冷水麻、椒草、非洲

董、非洲鳳仙花和虎耳草。

容器：小花盆、附有透明塑膠蓋的淺盤，或穴盤。我使用「Rocket Packs」，因為它們是最方便的容器，材質是保麗龍，一次能扦插多株植物。因為這種穴盤的形狀、顏色和大小，案主能夠毫不費力的將各種插枝種進去。這些容器擺在桌上也很穩當，不會翻覆。

栽培介質：等比例的蛭石和珍珠石。

工具：小鏟子或湯匙、剪刀、刀子和澆水壺。

步驟

1. 永遠要選用健康的植株來繁殖新株。

2. 彩葉草、瑞典常春藤、吊竹草和小葉冷水麻等植物，以扦插法繁殖。吊蘭、虎耳草等植物，用側生的子株繁殖。至於非洲董、椒草和某些秋海棠，則以葉插法繁殖。

3. 用刀子或剪刀剪下預備以扦插法繁殖的枝條。剪下的枝條應該將近8～10公分。在枝條的節點（生長點）下斜剪一刀，去除所有的花和苞芽。摘除枝條下方6～8公分處的葉子，保留頂端的葉片，以製造新株成長所需的養分。剪下的枝條種入填滿生根介質的容器中，要壓得紮實，澆水，保持栽培介質濕潤。2～3星期左右，枝條就會生根了。移植到4～5公分的花器中，或者將懸垂性植物種在12～15公分的吊盆裏。

   至於用側芽繁殖的植物，將子株剪下來，插入生根介質中。保持濕潤，植株大約2～3星期內會長出根來。移盆的步驟跟扦插法一樣。

用葉插法（帶有莖部）繁殖植物時，將莖部修得剩下2
～3公分，然後把葉壓入生長介質中。在每片葉子的葉脈上
劃出切口，2個月左右就能長出新株。小心的分株，種入5
公分的花盆中。

栽培要訣

白天溫度應保持攝氏20度，夜間不可低於16度。永遠
用室溫的水，同時必須等土乾了才能澆水。勿讓移植後的植
株遭受寒害，施肥請用全效肥（氮磷鉀比例20－20－20）。

治療應用

為了提供千變萬化的園藝活動材料，一整年都要努力繁
殖植物。

VI.製作乾燥花

目的：乾燥植物素材，供未來工藝活動使用。

適用者：所有族群。

說明：本活動包含兩個層面，一是採摘和收集植物，二是處
理、壓製和儲存日後用得上的工藝材料。治療師藉由這項活
動與案主通力合作，還能傳授他們各種技巧。收集和尋找植
物材料，通常是在野外散步時進行。不過，為了容易取得植
物，也可以在花床栽種。採集或種植高品質花草的好處是，
一年四季都能供應各種工藝活動所需的資源。由於每個月總
有某個節慶會用到這類材料，建議你把這項活動當做園藝治
療計畫的主要課程。

材料

工具：剪刀、瓦楞紙箱（運送飲料的紙箱）。

壓花器：約21公分 × 28公分的木製壓花器，這種工具四角各有一根附上墊圈和蝶形螺帽的螺絲釘。

壓花紙（吸水紙）：用來吸取植物中的水分。

瓦楞紙板：將瓦楞紙板剪成壓花紙的尺寸做隔層。

其他：可存放乾燥植物的硬紙箱、能輕易將吸水紙上的花朵剝下來的油畫筆和藥罐內的乾燥包（可以從藥房取得）。這種乾燥劑可以防止植物素材吸收濕氣。

植物：適合用來壓花的花草樹葉，最好不要太大、太厚或多汁，外形扁圓、輕薄如紙的花朵最理想，小葉、小草和小型蕨類，能提供不同的色彩與構圖。

- 一年生花卉：香雪球、小飛燕草、三色堇、滿天星、亞麻、六倍利、勿忘我、黑種草、小麥仙翁（剪秋羅）。

- 多年生花卉：心葉牛舌草、補血草、福祿考、桔梗、蔓性長春花、藍鈴花。

- 開花灌木：歐石南、溲疏、冬石南、連翹、繡球花、蝴實、翻白草、繡線菊。
  要有創意，實驗各式各樣的花材。

- 綠葉、青草與蕨類：選擇小型的品種，幾乎任何一種綠色素材都適用，只要質地輕薄，不含太多水分就可以了。

收集和摘取植物的步驟

1.永遠要在早晨收集植物，這時植物水分已經蒸發，而太陽

尚未將植物曬乾。

2.剪下植物的花朵，留下極短的花柄。花的圓周不要大過5
公分。綠色的素材可以比花朵稍大，因為它們含水量較
少。

3.將收集好的材料，裝在便於攜帶的紙盒內。

4.在短時間內就要利用這些素材，免得皺縮。

壓製和收藏的步驟

1.確定花朵已經清理和乾燥了，才進行壓製。

2.從枝梗上剪下花朵，去掉所有綠葉。將花朵朝上或朝下，
擺在壓花紙上。為製造不同風貌，也可以壓製花朵的側面
形狀。在壓花紙上平均分配花朵排列的空間，勿使花朵邊
緣接觸或重疊，以防水分聚集或花朵褪色。壓製青草、綠
葉和蕨類時，先剪下合適的葉片，以足夠的間距排列於壓
花紙上，防止水分聚集。

3.當一張壓花紙上擺滿植物後，就仿照三明治的做法，拿另
外一張壓花紙蓋在上面。在每一層壓花中間，各墊上一張
硬紙板隔開，以促進空氣流通。

4.壓花器裝滿壓花以後，把蓋子套在螺絲釘上，讓墊圈就
位，再把蝶形螺帽牢牢拴緊，即可將所有材料壓製成型。

5.在壓花器外面貼個標籤，寫上壓製日期與材料。

6.靜候4星期讓材料乾透。

7.移除壓好的花朵和草葉時，要輕輕揭開每一層壓花紙，用
手指將植物撕起來。若植物黏在紙上，則用油畫筆取出。

8.將壓好的材料連同一小包乾燥劑分別收進小紙盒裏，每個

盒子邊貼上寫好花朵名稱的標籤。

9.將這些盒子存放在溫暖、乾燥的櫥櫃中備用。

VII.毬果手工藝品

類別：1.毬果花環；2.迷你毬果樹；3.毬果樹；4.毬果擺飾；5.聖誕樹吊飾。

目的：利用收集到的材料，製作各種毬果飾品。

適用者：適合各種族群的活動。

說明：在特殊季節製作這些飾品，可為園藝治療計畫增色不少。本活動能夠讓認知能力損傷的案主感受一年的時序，不至於脫離現實。對於活動自如的案主，收集材料和學習辨認樹木及其生命週期的過程，提供了知性刺激。製作毬果飾品，也是有意義的活動，能幫助案主逐步完成個人目標。思考作品造型的過程刺激又有趣，而大家合力完成作品，也能幫助案主找到適當管道，與他人展開互動，分享感受。案主完成作品後，又能增強自我價值感，培養有用的休閒技巧。這項活動有益身體健康，案主可透過走路、彎腰和其他動作增強體力。為各種毬果分類，還能刺激案主運用思考力和手眼的協調能力。

材料

有機會的時候就要收集自然材料，若情況許可，應該全年無休的進行，並隨時留意這些素材（例如野花或果莢）的蹤影。要嘗試這項活動之前，要考慮的先決條件，就是所有材料都已收集妥當！

毬果：蒐羅不同大小和種類的毬果，例如松果、鐵杉果、雲
杉果。

堅果：收集栗子、橡實和其他硬殼堅果，請注意這些堅果應
該鑽上小孔，才容易穿上鐵絲。

其他材料：小號數的細鐵絲；鋒利的鐵絲剪；花環鐵絲框
（大多數手工藝或花藝用品店，都能買到各種尺寸的花環
框）；插花海綿；熱熔槍；透明噴漆。為了修飾最後成品，
可以加上噴過透明漆的漿果、緞帶，以及小型應景裝飾品
（例如假鳥或節慶代表物）。製作迷你松果樹時，可以使用一
只綴有各種乾燥花（例如星辰花或染色的滿天星）的陶盆。

保麗龍底座：保麗龍裁成錐形或圓形做為毬果樹或餐桌擺飾
的底座。

毬果花環的步驟

1.先決定花環的大小，最好從直徑25～30公分的花環入手。

2.將花環框倒置，讓圓的那面朝下。首先插上20顆大約12～
15公分長的雲杉果。所有毬果都必須穿過鐵絲框，毬果底
部應該突出內框約2.5公分才能固定。繼續這道程序，擠壓
和旋轉毬果，直到毬果填滿整個鐵絲框。你可能需要多加
些毬果，才能有個穩固的雛型。

3.下面這道步驟可以用不同的方式完成，我
發現最有效的方法是：先用鐵絲將圓形松
果每三顆綁成一組。拿兩根花藝用鐵絲，
將三顆松果用力綁成三角體（見附圖）。

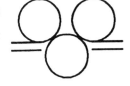

將每根鐵絲對折，繞著松果扭緊，讓鐵絲兩端從毬果的一

邊伸出來。拿另一根鐵絲重複相同的步驟，因此現在鐵絲從毬果兩端伸出來了。最後的效果應該看起來像「蝴蝶結」。

4.將花環框平放，圓而寬的那面朝上。把綁成三角形的松果置放在插著雲杉果隆起的鐵框上，拿鐵絲穿過花環，將松果跟雲杉果綁在一起，讓松果固定在花環上。如果想為花環增添個性，不妨將下一組松果倒過來綁，因此松果平坦的那面會朝上。持續用鐵絲將全部松果綁牢。也可以發揮創意，做出自己想要的造型。

5.在花環四周纏上小毬果和小堅果，創造出豐富的色彩與質感。將鐵絲固定在花環框的背面，確定所有毬果和堅果都就定位。

6.將花環翻面，把所有垂落的鐵絲扭緊，將鐵絲末端剪到只剩2.5公分長，並塞進花環，以防表面留下銳利的突起物。

7.為花環噴上一層透明亮光漆，這件工作應在室外完成。然後將花環擺在戶外乾燥2小時。

8.用各種色澤鮮豔、不同質地的點綴材料（例如紅色的絲絨、綠色的皮紙和漿果）來烘托花環。將彩色緞帶、噴了漆的果子和裝飾物排列好之後，就用熱熔槍固定。另一個建議是為花環加上小鳥窩、人造鳥和松蘿鳳梨，這樣就能散發自然野趣。如果是以音樂或動物做為花環設計主題，則改用迷你銅管樂器或玩具熊做裝飾，並搭配合適的緞帶和飾品。

9.美化花環背面。先量好花環直徑，接著用毛氈剪下一塊直徑相等的中空圓形，最後用熱熔槍把毛氈黏貼在花環背

面。

設計迷你毬果樹

步驟

1.挑選一顆7～8公分的松果,圓形、裂開的松果比較理想。

2.將松果黏在1.25公分的陶盆上。

3.在松果的裂縫中擠入膠水,黏上一些鼠尾草、滿天星或其他小花做裝飾。

4.在盆口繫上一朵襯托作品的蝴蝶結。

治療應用

　　這項活動很適合認知能力損傷的案主來完成,因為只有四道簡單步驟。完成後的作品可放在餐桌當擺飾,或用來置放名牌。

設計毬果樹的步驟

1將圓錐形的保麗龍底座噴上褐色噴漆。

2.用鐵絲將所有直徑4公分左右的小松果串起來。然後將鐵絲沾上磁磚黏著劑,嵌入圓錐底座。從錐底將松果一層層向上纏繞,一直繞到錐尖,然後以小型鐵杉果或雲杉果填滿空隙。

3.用小核桃或小橡實填補小洞,為作品增添光彩與特色。

4.將整棵樹噴上一層絲緞般的透明亮光漆。

5.讓松果樹乾燥2小時左右,然後用小漿果或乾燥花裝飾。

6.用小蝴蝶結或飾品做最後點綴。剪下一塊與松果樹底座面積相等的毛氈,黏在小樹底部,以防外露鐵絲刮傷桌面。

設計毬果餐桌擺飾的步驟

1. 用銳利的刀子將保麗龍球切成兩半，就會得到兩個半圓球，大小從直徑 7.5 ～ 12.5 公分都可以，依球體大小決定蠟燭的尺寸與長度。

2. 將半顆保麗龍球平面朝下擺好當底座，並插上一支蠟燭。

3. 輕鬆的握著蠟燭，為底座均勻的噴上一層褐色噴漆。

4. 將體積最小、綁成一串的雲杉果沾上磁磚黏著劑，順著底座結結實實黏一圈，在上面黏第二圈、第三圈……直到接觸蠟燭為止。

5. 以用鐵絲綁好的小堅果或小毬果填補空隙。

6. 為整座擺飾噴上亮光漆。

7. 等噴漆乾了以後，加進一些人造小漿果，方法是把漿果的柄沾上黏著劑，小心的插入保麗底座。最後再加上小蝴蝶結或小飾品，完成整個作品。

設計聖誕樹吊飾

前置作業及步驟

開始前先用熱熔槍將一小塊插花海綿，黏在一枚長形松果的底部，記住裝飾的材料應該與毬果的大小成比例。裝飾的部分是設計在松果平坦的那面。設計時，用一只小花盆幫忙托住松果，讓松果直立。

1. 從現有松果當中選出最大一枚，用一小片松蘿鳳梨蓋住松果平坦面的插花海綿。

2. 在插花海綿底部黏上或插上三小片乾燥葉，讓葉片呈放射

狀，形成綠色底座，以此爲基礎展開設計。

3.在葉片中央交點，貼上一朵小蝴蝶結。

4.在蝴蝶結周圍，用熱熔槍黏貼或插入形形色色的乾燥花、毬果或人造漿果。再擺上一隻小鳥增添色彩。

5.最後做個吊環。先將一根緞帶剪成合適的長度，再用熱熔槍把緞帶兩端黏在松果中央。

治療應用

遇到特殊節慶時，製作毬果飾品能爲大多數案主帶來生活樂趣，也能爲園藝治療計畫增加變化。擁有豐富色彩和獨特外形的毬果，決定了作品的風格與造型。有能力主動完成作品的案主，會展現個人風格的創意技巧，並體驗最愉快的治療課程。案主可以保留這些作品，也可以用來布置環境，或當作市集商品。這些迷人的飾品能引起大家對園藝治療計畫的關注。案主看到自己完成的作品，不僅能增強自信，又能培養有益的休閒技巧。對身體的好處則是：透過行走、彎腰及各種肢體動作，增強體力。爲毬果分類以及用鐵絲串在一起，能刺激案主運用思考力，並增進手眼協調能力。

VIII.天然素材的桌飾與壁飾

類別：1.餐桌擺飾；2.小型蠟燭飾品；3.樹皮掛飾。

目的：利用木頭和樹皮，創作別出心裁的飾品。

適用者：凡是身體狀況良好，有體力收集天然素材和參與創意勞作活動的案主，都能完成這項活動。

說明：本活動有雙重目的，到大自然中收集材料，並利用這

植 物 的 療 癒 力 量

些材料從事創作和設計。善用天然素材可爲園藝治療計畫刪
減成本，同時爲作品增添純樸或鄉野氣息。樹皮和其他天然
素材都很容易處理，將它們做成創意飾品，可以爲案主帶來
立即的滿足感。收集樹皮可以成爲學習的經驗，案主有機會
根據樹皮和毬果來辨認樹種。

材料

天然素材：例如10公分×30公分的樺木木板；5公分×7公
分的樺樹皮；10公分×30公分、取自枯木或柴堆的乾樹
皮；乾燥的青草、麥稈菊、星辰花、薰衣草、小飛燕草、西
洋蓍草或小朵的繡球花。

其他材料：人造花、緞帶、花藝用膠帶和鐵絲、綁蝴蝶結的
緞帶、30公分高的尖長型蠟燭、人造鳥、裝飾用小緞帶花、
噴漆、插花海綿、熱熔槍、鐵絲剪、剪刀、刀子和鑽子。

設計餐桌擺飾的步驟

1. 將一塊樺木剖成兩半，木板的規格大約是10公分 × 30公
   分，約5公分厚。務必挑選表面乾淨，且看得見白皮的木
   頭。拿刷子掃掉所有塵土，並用砂紙將粗糙的邊緣磨平。
2. 如果想爲飾品插上幾支蠟燭，就在木頭中央或旁邊鑽幾個
   圓洞，將蠟燭插妥。
3. 蠟燭插穩之後，將一塊邊長5公分的正方形插花海綿黏在
   木板上。
4. 拿松蘿鳳梨蓋住插花海綿，然後用ㄇ字釘，或用剪成小段
   並折成髮夾狀的細鐵絲，插入插花海綿固定。

5.插花海綿安放的位置，決定飾品的造型，成品通常應該呈現均衡的放射狀。首先將一朵蝴蝶結放在插花海綿正中央，如果手邊有由各種小花和漿果紮成的現成小飾品，修剪每枝莖梗，用鐵絲和膠帶將它們黏貼在蝴蝶結四周。記得以45度斜角，剪開所有乾燥花材的尾部，以免插入插花海綿時花梗斷裂。為飾品加上繡球花的小花，充當烘托飾品的綠葉。等到飾品插滿乾燥花和點綴品之後，就用輕盈的滿天星來平衡木頭的厚重感。

6.加上搭配飾品造型和節氣的人造鳥。

7.為成品噴上薄薄一層透明漆。

設計小型蠟燭飾品的步驟

此類飾品可當做前項擺飾的配件，也可以成為獨立作品。準備一塊7.5公分×5公分的圓形樺木塊，在木頭上鑽個小洞來插蠟燭，或者用熱熔槍黏貼一個小小的蠟燭托座。設計這件作品的方法等同於縮小版的餐桌擺飾，或者用上述同樣材料做一個小胸飾。將松蘿鳳梨黏貼在蠟燭四周，同時固定好胸飾，完成整個蠟燭設計。

設計樹皮壁飾的步驟

1.挑選表面粗糙，約8公分 × 30公分的楓樹皮或樺樹皮，用刷子去掉上面的塵土，剝除任何碎裂或鬆落的部分。

2.在這塊樹皮頂端鑽個小洞，以便將成品掛起來。

3.在樹皮的底面，黏上一小塊約5公分見方的插花海綿，兩邊留下相同的空間。

4.用松蘿鳳梨覆蓋住海綿，使其不會脫落。為了製造平衡感，設計上應該將裝飾材料朝樹皮頂端呈放射狀安排，上緣至少留下5公分的空間。

5.一開始先用長約15～20公分的乾燥花枝來裝飾，將花枝末端斜切成45度，然後插入海綿，做為高度和背景的設計。選擇互補的顏色，或採用同色系來設計。將乾燥花排列為三層，讓它們高低參差，然後錯落有致的填上其他乾燥材料，創造平衡感與層次感。接著用馴鹿苔裝飾，添加自然趣味。用熱熔槍或大頭針將馴鹿苔固定在插花海綿上。

6.加上小蝴蝶結或人造鳥，完成最後的設計。

7.為飾品噴上透明漆，以保護所有材料，並防止花草脫落。

治療應用

製作這些木頭或樹皮飾品，能為園藝治療計畫提供花費低廉的活動。飾品造型要看季節或特殊節慶而定，利用天然素材製作的成品很容易完成，而且能為案主帶來立即的滿足感。發揮創意，善用拾獲的任何材料，枯草、小樹枝和野花野草，都能製造與樹皮外觀彼此相呼應的野趣和質感。

XI.藤蔓手工藝品

類別：1.藤蔓花環； 2.吊飾或頭冠設計； 3.樹枝造型擺設。

目的：教導案主如何收集和乾燥藤蔓，並設計成飾品。

適用者：能安全的參加野外散步活動，或者能處理分類或兩段式（即分門別類與捆綁成束）工作的案主。

說明：收集藤蔓是走向戶外親近自然的大好機會，這類植物

可在樹叢間和森林邊找到，通常是繞著灌木生長，或攀附於
喬木上，而且從五月初到十二月底都能收集。因此你可以利
用各種季節，帶案主去探索和體驗大自然的變化，欣賞春天
的花朵、夏季的芬芳，以及五彩繽紛、變化萬千的秋葉。許
多案主都喜歡採集藤蔓，因為可以做為各種工藝品的基本材
料。案主在製作這些飾品時，既能善用休閒時間，又能將成
品當成餽贈親友的禮物，或是美化居家或住處的裝飾。

材料

藤蔓：美洲雜交葡萄，從五月初到十二月底都收集得到。

插花海綿：體積要看飾品形狀而定。

緞帶：緞帶會決定要使用多少素材和素材的顏色。我建議採
用帶有「法國鄉村」或「維多利亞」風格的緞帶，因為這些
緞帶能為飾品創造綺麗色彩，減少花朵的使用量。如果是製
作聖誕節飾品，就使用各種顏色的絲絨緞帶來豐富你的設
計。請選用表面上過膠的緞帶，有助於保持結的硬挺。製作
將近10個環組成的大蝴蝶結時，要選擇約6公分寬的緞帶。
如果要做小一點的蝴蝶結，就先將緞帶縱向剪成兩半。蝴蝶
結大小應配合藤蔓飾品的體積。記得購買批發的整捆緞帶。

天然花材：使用野花或者課程中栽培和乾燥的花卉及香草。
既可節省成本，又能提供品質良好和數量繁多的素材。

- 多年生植物：酸漿（燈籠草，使用蒴果）、小飛燕草、西
  洋蓍草、艾草、球薊（使用乾果）、繡球花、紫錐花（乾
  果）、滿天星、補血草、玫瑰、千日紅、牡丹、康乃馨。
- 香草植物：薰衣草、鼠尾草、亞麻、薄荷、香車葉草、百

里香。

- 一年生植物：粉萼鼠尾草、小飛燕草、麥稈菊、星辰花、千日紅（蒴果）。
- 二年生植物：錢幣草、貝殼花。
- 野花：黑眼花、酸模、香蒲、馬利筋豆莢、蒲葦草、雪珠花（蕾絲花）、秋麒麟草、起絨草、薊、澤蘭、千屈菜、白花香青。

人造花材：可向花藝用品批發公司購買各種絲質或紙質的人造花或葉子。

毬果與堅果：小型雲杉果、橡實，或栗實。

其他材料：花藝用膠帶、細鐵絲、松蘿鳳梨。

熱熔槍：使用小型低溫的熱熔槍。

剪定鋏：一把鋒利的剪定鋏。

雜項：保護雙手的厚園藝手套、用來盛裝藤蔓的堅固大帆布袋（塑膠袋容易破裂）、磁磚黏著劑。

定型與乾燥的步驟

1. 一旦找到合適的藤蔓，就從大樹或灌木上將它們扯下，或割下長長的幾段。為植物除掉爬藤，往往能救它們一命，因為爬藤會將植物每個新生部位纏死。摘除爬藤上的葉子，但可以保留果實和卷鬚，以增加特色。

2. 定型方法：

- 做成花圈的形狀：先把藤蔓編成30～38公分的圓環，再將其他藤蔓裏裏外外纏繞在圓環上，形成某種編織的紋路。持續這道步驟，直到你獲得想要的厚度和形狀。從不

同的部位拉一拉花環，讓花環保持圓形。

- 做成冠狀或弧形：去掉爬藤上的葉子，挑選6根約90～120公分長的枝條，根據爬藤的長度決定設計的尺寸。將枝條每兩根一組分成三堆，編織成頭冠形，將末端切除整齊。要做成小圓弧形，只要將圓形花環切成兩半，就能得到兩個圓弧形。為了穩固，每個吊飾要用鐵絲纏繞住三個地方。

- 將枝條綁成一束：這是最簡單的方法。摘除葉子後，將藤蔓切成數段，每段大約15公分長。再將枝條切成想要的長度。厚度則取決於放在一起的枝條數量。用花藝用鐵絲捆綁枝條，兩端各留2.5公分左右。

3. 將定好型的藤蔓掛在溫暖乾燥的地方，大約2星期。鐵絲要綁緊，以防藤蔓因乾縮而鬆脫。

設計成品的步驟

以同樣的方式設計這三種飾品，唯一的差別只是尺寸和材料的用量。為了鼓勵案主根據某個主題設計，完成後的設計品可以放在桌上和牆上展示，或掛在一幅畫的上方。

1. 幫無法使用熱熔槍的案主，準備一個已經黏好插花海綿的藤蔓框架，讓他們在上面添加裝飾材料。插花海綿大小根據飾品造型和材料用量來決定。至於懂得如何安全操作熱熔槍的案主，就沒有必要使用插花海綿，而是直接將所有材料黏在定型的藤蔓上。另一個方法是製作類似胸飾但比較大的成品，然後用鐵絲固定在花環上。

2. 設計造型時，要讓所有材料都平衡分布在框架或底座上。

所有作品設計的手法大同小異。如果使用插花海綿，就要覆蓋松蘿鳳梨，然後把鐵絲剪成5公分長的小段，對折成髮夾狀，插入插花海綿，來固定松蘿鳳梨。所有設計一開始都先打上蝴蝶結，根據造型來決定蝴蝶結的樣式。教導打蝴蝶結的藝術是非常困難的工作，需要有很多的耐心和技巧。為了讓案主輕鬆應付這樣的狀況，不妨用紙緞帶，比較容易打出蝴蝶結，或者買現成的。我總是預先將所有蝴蝶結打好，目的在於節省開支和避免案主心生挫折。如果想教案主打蝴蝶結，就要確定他們有足夠的能力運用這項技巧，而不會經驗太大的挫折。當案主把蝴蝶結黏妥或插好以後，就開始添加其他材料。

3.將綠色緞帶做的葉子，或乾燥的香草植物（例如鼠尾草），或是經過處理的杉葉，以放射狀黏貼於蝴蝶結下方，讓它們突出於蝴蝶結兩側，形成綠色底座。

4.根據蝴蝶結的顏色挑選你要的色系。製作花環或弧形掛飾時，至少在蝴蝶結的周邊黏上3朵體積較大的花。如果蝴蝶結和樹枝造型擺設差不多大小，那麼至少選擇6朵小花來裝飾，小小的緞帶玫瑰花很適合。

5.這個階段要利用各種小小的乾燥花來畫龍點睛，例如小巧玲瓏的小飛燕草、星辰花、繡球花、滿天星、薰衣草，以及能與蝴蝶結搭配的任何材料。讓這些乾燥花從蝴蝶結兩側延伸出來，為飾品增加長度與深度。把這些裝飾品黏在綠色底座上方，使各種顏色融為一體，並將所有空隙填起來，達到整體感。

6.利用迷你毬果或小小的香草植物，為藤蔓增添香味和豐富

的色彩。

7.當飾品完成後，再加上一隻小鳥和青苔做的小鳥巢。人造鳥與樹枝造型擺設是絕配。

8.為了將藤蔓花環或弧形吊飾掛起來，在飾品背後黏貼上一小段鐵絲。

治療應用

這些飾品可遵循四季節慶來製作，也可以做為市集商品。藤蔓植物是許多工藝品都會用到的廉價基本材料，不妨以悠閒的步調，帶領案主設計和製作這些飾品，並將相關活動分成幾堂課來教導他們。樹枝造型擺飾的底座也可以用小石頭，或木製別針來取代。

這些工藝課程宜採引導式教學，將每個步驟示範給案主看。有些案主可能需要別人支援，這時工作人員和志工就應該透過口頭鼓勵和正面回饋，協助他們完成各個階段。教導案主基本設計技巧固然重要，但如果案主想換個方式自創風格，就表示他們富有創造力和進取心。要上這些設計課程，必須有取得資源的良好策略，使得所有材料都能事先安排妥當。懂得如何教導這些設計技巧的方法和途徑，就能保證課程順利成功。

替代方法

在設計藤蔓花環時，也可以改用香草植物或天然野草野花，例如秋麒麟草、雪珠花和艾菊，來創造不同的風格。若想製作香草花環，就將各種芬芳撲鼻的香草植物，剪成大約

10～12公分長。先綁好一束香草，擺在花環前面，用鐵絲纏在花環上，再用另一束香草遮住前一束香草的莖梗。繼續這道步驟，直到整個花環填滿爲止。將所有鬆脫的枝梗末端塞進花環，最後綁上帶尾巴的蝴蝶結。掛在廚房或其他地方乾燥，讓花環的香味瀰漫於空氣中。若想製作富有自然情趣的花環，只要在編好的藤蔓之間，插上黃色的艾菊或秋麒麟草的花朵就行了。從一端開始，層層相疊，使得整個花環形成一圈黃色底座。完成後，以相同的間隔，插上雪珠花和艾菊，形成對稱的圖案。將花環風乾，飾以蝴蝶結。

X.組合盆栽

類別：1.熱帶植物園；2.仙人掌花園。

目的：在花器中栽培各種植物，並設計造型。

適用者：AL、D、Scz、AD、AN、CI。

說明：用特殊容器栽培形形色色的植物，既能讓案主接觸有趣的組合盆栽，又不需要使用太多小花盆，最後成品也賞心悅目，能展示各種形狀、大小和品種的植物。這樣的作品很適合拿來當禮物，因爲包含不同種類及風格的植物和創意。

材料

花器：塑膠盆或陶盆、編籃、瓷盤、玻璃器皿（咖啡罐或造型玻璃碗）。

栽培介質：等比例的土壤、泥炭苔和珍珠石，或者選用無土栽培介質。

植物：根據現有光源和自己想要的花園風格（熱帶植物園或

仙人掌花園），來決定栽培哪些類型的植物。選擇可以共存，
但顏色、質感、形狀和體積各異、相映成趣的植物種類。

1. **適合光照少（陽光不直射）的熱帶植物**：粗肋草、竹蕉、
   白網紋草、蕨類、嬰兒的眼淚、豹紋葛鬱金、蔓綠絨、虎
   尾蘭、白鶴芋、黃金葛。

2. **適合中等光照（從東邊窗外射進來的光線）的熱帶植物**：
   吊蘭、朱蕉、衛矛、垂葉榕、紫絨藤、非洲鳳仙花、伽藍
   菜、椒草、非洲菫、吊竹草、秋海棠和彩葉草。

3. **適合強烈光照（南邊的光照，夏季需避開烈陽）的植物**：
   含羞草、單藥花、九重葛、柑橘類植物（橘子、檸檬）、變
   葉木、朱槿、毬蘭、洋莧。

4. **仙人掌與多肉植物**：這些植物需要強烈光照，因為是共存
   的，可以種在一起。

- 仙人掌：金紐、白檀、岩石獅子、縮玉、金鯱、緋牡丹、
  黃裳丸。

- 多肉植物：明鏡、絲龍舌蘭、綾錦、翡翠木、青鎖龍、串
  錢景天、神刀草、紅司、錦司晃、鷹爪草、月兔耳、虹之
  玉。

任選材料：彩石、壓舌板、小樹枝、人造鳥、松蘿鳳梨、馴
鹿苔、裝飾緞帶、小岩石、各種大小的漂流木、應景（例如
復活節和聖誕節）的小飾品。發揮創意，創造自己的風格。

步驟

1. 先決定要創造和栽培哪一種形式的花器花園。熱帶植物適
   合種在塑膠花盆、編籃和玻璃器皿中，淺底瓷盤可凸顯仙

人掌與多肉植物的質感及個性。

2. 容器大小取決於植栽的數量和大小，15 公分左右的花器，可容納 10 ～ 12 公分的花盆。小心別種太多植物，讓植物有足夠伸展空間。

3. 決定想要的設計風貌，便將植物排列在花器旁。高莖植物可種在中間，矮莖植物和蔓生植物則種在花器四周。

4. 在花器底部鋪上大約 2.5 公分的排水材料。如果花器本身有洞，就用小陶片或小鵝卵石塞住，讓水分可以排出。有些特殊的花器（瓷碗、玻璃器皿、編籃）沒有排水孔，一定要在底部鋪上排水材料，防止根部腐爛。用咖啡罐種植物時，可填入半滿的珍珠石和彩石，創造「聖代」效果。

5. 將栽培介質放進花器，留下 2.5 公分左右的空間，在介質上面挖幾個洞，將打算栽培的植物從原有花盆取出（只要把花盆倒過來輕輕拍打一番，植物就會掉出來）。若想栽種大型熱帶植物，必須先將根部周圍的土去掉一些，以便塞入新的花器。處理長有尖刺，或邊緣銳利的植物（例如仙人掌和多肉植物）時，要戴上手套，並用厚報紙包住植物，才能避免受傷。

6. 將每株植物周邊的土壓實，以固定植株。

7. 為了加強迷你花園的造型，可在花器中插一根樹枝或漂流木，也可以加上蝴蝶結或人造鳥，或是帶來節慶氣氛的應景飾品。最後在土壤表面鋪上彩石或松蘿鳳梨完成設計。

8. 沙漠花園應該只種仙人掌和多肉植物。為了強調沙漠景觀，可用湯匙將每株植物周圍的土壓實，使表面變得十分平坦。種完植物後，就將幾片壓舌板（較窄的一端朝上）

插入土壤，區隔成若干區域，確定每株植物自成一區。各區撒上彩石，然後輕輕抽出壓舌板。加上一小塊漂流木、馴鹿苔和幾顆石頭，營造乾旱的景象。

照料原則

給水：使用室溫的水，植物才會安安穩穩的生長，不會受到冷水刺激。每株植物要分開澆水，才能讓水分到達根部。小心不要澆過頭，因為大多數組合盆栽的花器沒有排水孔。土乾了再重複澆水的步驟。每個月應充分澆水一次，下回要等土完全乾透了才澆水。

光照和溫度：依植栽種類將迷你花園擺在適當的光照下。種在盤中適合光照少的熱帶植物，偏愛北面和東面的陽光；需要中等光照的熱帶植物則偏好南面的陽光。仙人掌花園裡的植物，要放在面南或面西的陽光下。夏天的時候，應該為植物提供遮蔭，避免烈日照射。冬季的夜晚，不要把植物放在寒冷的窗戶邊。

施肥：少量施肥能讓植物健康成長，施肥過量則會導致植物長到花器外面。使用水溶性全效肥（氮磷鉀比例 20 － 20 － 20），每 2 個月施肥 1 次。仙人掌和多肉植物只能在春夏兩季施肥。

修剪：有些植物會長得比其他植物高大，顯得太過細長，這時就要將分枝或不斷竄生的尖端剪掉。修剪可以讓植物長得茂盛而均衡。所有枯葉也要剪掉。

病蟲害：只挑選健康的植株來栽種，以免發生病蟲害。每個月用肥皂水噴灑植物一次，或用沾了酒精的棉花棒來除蟲。

想養出健康的植物，一定要提供適當的生長條件，例如合宜的溫度和通風。仔細觀察植物生長狀況，就能保持警覺，對付可能發生的任何問題。如果植物看起來奄奄一息，要立刻剪掉不健康的部位。必要時使用農藥或殺菌劑，繼續提供適當的生長條件。

換盆：當植物開始蔓延到花器外頭而不再美觀時，應該將它們移植到適當大小的花盆內。記住：所有種在花器裡的植物，最後都需要換盆重種。

治療應用

組合盆栽是教導案主如何在單一花器中栽培各種相容植物的有益活動，不但可以練習設計創意造型、照顧和培育植物，最後作品還能成為適合各種年節喜慶的好禮物。

XI.香草醋

目的：製作用於烹飪用途的香草醋。

適用者：本活動可以分解步驟進行，符合不同對象需求。

說明：處理新鮮香草和食用醋，是刺激案主感官的好方法。這活動有雙重目的，收集材料及釀造香醋。在十九世紀，香草醋兼具醫療和烹飪用途，可做為補藥和幫助消化，或拿來料理特殊菜餚。新鮮香草的香味能喚醒案主的回憶，刺激他們產生美妙的味覺和嗅覺。一旦香草植物冒出地面，就可以展開這項活動。

材料

香草植物：鼠尾草、薄荷、羅勒、細香蔥、馬郁蘭、百里香、龍艾、大蒜、牛至、荷蘭芹、薰衣草、檸檬香蜂草、蒔蘿。

食用醋：紅酒醋、白酒醋、蘋果醋。

香料：葛縷子、丁香。

水果：檸檬或萊姆。

容器：透明玻璃果汁瓶或汽水瓶。

工具：小漏斗、可封住玻璃瓶口的軟木塞（大多數製酒商店都買得到）、刀子或剪刀、橡皮或外科手套。

香草醋食譜

　　因為我們的對象以及安全考量，我們不依照傳統食譜的做法將醋煮沸，而是和曬茶的方式一樣，利用陽光加熱帶給醋特殊風味。

- 薄荷（綠薄荷、胡椒薄荷、柑橘薄荷）加入白酒醋：這樣的組合可搭配新鮮水果沙拉，或是做為烤羊肉的醬汁。

- 鼠尾草加紅酒醋：可做豬排或烤豬肉醃料，或是淋在米飯沙拉上，風味獨特。

- 薰衣草加白酒醋：可拿來燉水果，或者取代某些甜點需要添加的酒類成分。

- 細香蔥、葛縷子加白酒醋：這種組合很適合用來增添涼拌生菜絲的風味。

- 羅勒、馬郁蘭、百里香、龍艾加紅酒醋：這道含有四種香

草的香草醋，是新鮮蔬菜沙拉的頂級醬料。

- 蒔蘿、檸檬、大蒜、荷蘭芹加白酒醋：任何魚類料理都能添加這種混合醋。
- 薄荷加白酒醋：可淋在剛出爐的烤馬鈴薯上頭。
- 羅勒、大蒜、牛至加蘋果醋：可當做搭配新鮮切片番茄的甜酸醬。
- 龍艾、丁香、大蒜加蘋果醋：最適合做菠菜沙拉淋醬。
- 大蒜加白酒醋：最好隨時備在手邊，做為沙拉醬的基底。

步驟

1. 永遠在早晨採集香草植物，要確定葉片沒有長蟲或變色。剪下大約8～10公分長的莖梗。以冷水洗淨，用毛斤擦乾，或放入蔬菜脫水機除去水分。
2. 玻璃瓶應該刷洗乾淨，撕去標籤，然後放進洗碗機，或在瓶中注入沸水消毒。這件差事應當由工作人員，或能夠安全使用沸水的人來擔任。
3. 軟木塞應該泡在溫水中1小時，任其吸水。
4. 先詢問案主想採用的食譜（參考前文），再開始準備材料。
5. 案主處理新鮮香草時，應該戴上橡皮或外科手套。
6. 將香草塞進玻璃瓶後，用漏斗為瓶子注滿醋。這項工作可兩人一組來完成，其中一人負責拿瓶子和漏斗，另外一人將醋倒進瓶子。在瓶子頂端留下2.5公分的空隙，然後插入軟木塞，讓瓶中液體正好碰到軟木塞底部。
7. 將成品放在有陽光的窗戶邊1個月，讓香草香味融入醋液。不過，加了細香蔥或羅勒的香草醋，就不應該擺在陽

光下，否則香草會變色。

8.將註明成分的小卡片繫在瓶子頸部，卡片可事先寫好。

9.最後這個步驟應該由足以勝任的工作人員和案主來完成。

香草醋存放 1 個月後，以瓶口軟木塞沾取熔化的蠟油，將醋密封起來。若想為軟木塞上色，則在蠟油中添加無毒的蠟筆粉末。

　　這項活動的最後成品是很好的市集商品，可以用一片布料來裝飾，並且打上蝴蝶結。所有瓶子都應該附上食譜卡。香草醋擁有美麗溫潤的色澤，所以很適合當做櫥窗展示品，也很適合放進編籃當賀禮。這些食譜不使用任何添加劑或防腐劑，保存時間長達一年。若想拌沙拉，就混合等比例的香草醋和食用油，加一些糖以增風味。

XII.迷你玻璃球植栽

目的：製作生機盎然的聖誕樹吊飾。

適用者：視力良好，且能勝任精細動作的案主。

說明：這項活動可幫助案主學習栽培植物，並提供獨樹一格的聖誕樹飾品。

材料

　　透明聖誕樹玻璃球（通常有各種顏色）；小型紙漏斗；塑膠製咖啡攪拌棒；約 6 公分的陶盆，栽種植物時用來托住玻璃球；紅色及綠色的水族箱彩石；噴水器。選擇適合栽種在玻璃球的植物，剪下一小段插枝，例如白網紋草、銀葉冷水花、衛矛、毛蝦蟆草、小葉冷水麻。

步驟

1. 買到彩色玻璃球後，要仔仔細細的清洗它們。戴上橡皮手套，拔掉玻璃球上的金屬蓋，將玻璃球浸泡在漂白水中3小時。小心的把玻璃球拿出來，用清水沖洗。如果玻璃上還霧霧的，就拿棉花棒輕輕除掉漆料或那層霧，然後以溫水洗淨並晾乾。

2. 將玻璃球放穩在陶盆上，用湯匙舀些珍珠石，從紙漏斗倒進玻璃球。玻璃球內鋪好0.7公分左右厚的珍珠石後，再加進一層約0.5公分厚的紅彩石或綠彩石，也可以雙色並用。

3. 在彩石表面鋪上一層2.5公分左右的無土栽培介質。

4. 決定好植物的栽種位置後，用咖啡攪拌棒戳個小洞。

5. 慢慢調整角度，將剪好的插枝放入玻璃球開口，剛好滑進戳好的小洞裏。將植物四周的栽培介質壓實，以便固定插枝。每根插枝都以同樣方式處理，不要種4株以上的植物。

6. 用噴水器為植物澆水，不要讓玻璃球底積水，只要讓栽培介質保持濕潤就夠了。

7. 將金屬蓋黏回玻璃球頂端，以免蓋子因為球身下垂的重力而脫離。

8. 剪一小段花藝用鐵絲，在完成的作品上做個吊環，掛在聖誕樹枝頭。

治療應用

參加這個活動的對象，僅限於能夠巧妙運用上述幾種技

巧的案主。這種裝飾品也是絕佳的市集商品，而且使用期限很長，可延續整個冬天。

XIII.百花香（乾燥花集錦）

目的：製作適用於多種活動的芳香乾燥花集錦。

適用者：所有族群都適用，這項活動爲案主提供了各種不同的步驟和技巧。

說明：什麼是「百花香」，就是將乾燥的花朵、花瓣、香草、木屑等天然材料，與某些香料、定香劑和芳香精油混合在一起。花朵、花瓣、香草、木屑能展現不同的色彩、形狀和香味；添加香料可烘托並強化其香味；定香劑會吸收和保存植物香氣；芳香精油則使這些混合物散發更強烈、更持久的香味。

從前，百花香往往被用來遮掩臭味，這些混合物提煉的香水，不是裝在以珠寶裝飾的香丸中讓貴族隨身攜帶，就是灑在地板上，好讓人們一邊走，一邊聞到迷迭香或香車葉草的宜人氣息，彷彿置身於花園中。今天，百花香常被當做芳香劑擺在住家和衛浴設備中。

透過自然方式製作百花香，能讓案主接觸形形色色的植物材料，同時學習各種從簡單到複雜的完成步驟。這也是一項趣味活動，能刺激感官，並衍生許多其他活動。

材料

乾燥花：玫瑰、三色堇、小飛燕草、鬱金香、薰衣草、連翹、金盞花、菊花、星辰花等植物的花朵與花瓣，可用的植

物不勝枚舉！

香草植物：薰衣草、薄荷、香車葉草、香葉天竺葵、檸檬香
蜂草、羅勒、迷迭香、鼠尾草等等。

香料粉：肉桂粉、薑粉、五香粉（allspice）、丁香粉、小豆蔻
粉。

定香劑：鳶尾根粉、安息香膠，或玉米粉（無毒性）。

芳香精油：玫瑰油、檸檬香茅油、松香油、橘子油、薰衣草
油、香草油。

其他適用材料：曬乾的橘子皮和檸檬皮，可用來製作柑橘味
的百花香；杉木；代表節氣且含有香味的小型毬果和乾果；
取自松木和杉木的小片木皮，可增加乾燥花的層次、體積和
顏色。木刨片或木捲片很容易染色，染色法的方法是，將木
片放進一鍋水裡，滴入 30 公克食用色素，若想染出飽和或較
深的顏色，就增加食用色素分量。染好後放進鋪有紙巾、頂
蓋掀開的盒子裡晾乾。

容器與工具：大型不銹鋼攪拌盆、長柄湯匙、橡皮手套、可
用來暫時存放材料的有蓋大型泡菜缸。

步驟

　　所有植物素材在使用前，都必須徹底乾燥，以防發霉與
腐爛。參考本章介紹的「製作乾燥花」活動。壓花跟用自然
方式乾燥的花朵都可以使用。先決定要製作哪一類的百花
香，百花香有許多種類與配方，你很快就會找到自己的調配
方式，但是仍然得先擬好基本配料，例如以玫瑰或薰衣草為
主角的百花香。

玫瑰或薰衣草百花香配料

- 1公升乾燥的玫瑰或薰衣草的花瓣和葉子。
- 1杯乾燥的小朵玫瑰花或薰衣草花。若用薰衣草做百花香，還可以加上一些紫色的乾燥星辰花。
- 3杯乾燥的香草，例如薄荷、馬郁蘭，或檸檬香蜂草。
- 3杯乾燥的木皮（紅色、綠色或淡紫色）。
- 3大匙肉桂粉和豆蔻粉。
- 3/4杯鳶尾根粉（定香劑）。
- 120公克玫瑰精油或薰衣草精油。

　　將精油以外的所有材料混在一起，待混合均勻之後，再滴入精油，並徹底攪動摻合，然後存放在大型泡菜缸中，並寫上製作日期和成品種類，擺在溫暖乾燥的地方6星期。這段期間要經常搖晃罐子，讓配料混得更均勻，融為一體。

應用方式

　　上述配方可應用在各種活動中，為了增添情調和釋放香味，可將百花香放在大型而美觀的淺盆、編籃，或碟子裡，然後擺在靠近建築物入口和人來人往的地方。

其他手工製品

　　薰香袋很適合在舉行市集和婚禮時擺出來，製作方法也很簡單。準備一塊25公分見方左右的布料，用5公分的花盆盛滿百花香，倒在布料中央，然後拉攏四個布角，綁上相應的緞帶。若想附上名牌，只要在名牌上打洞，將緞帶穿進

去，綁上蝴蝶結固定就行了。若想添加色彩與個性，可在緞帶之間插上一朵人造花（帶有莖葉）。將鐵絲繞在鉛筆上，可做出莖鬚捲曲的效果。

愛貓人士不妨試著用貓薄荷及薄荷，做百花香的特殊配料。將混合材料放在有貓咪圖案且質地堅固的布料中，再將四角折起來，用一段同色系的線繩綁緊。

編籃做的容器也很適合用來盛裝百花香。將百花香放進小編籃並蓋好蓋子，在蓋頂黏上一朵胸花增添喜氣。

若想製作聖誕樹吊飾，可將百花香裝進透明的塑膠或玻璃吊飾中，然後繫上同色系的蝴蝶結掛在枝頭。

若用百花香製作花環，可將一個個小香袋綁在花環上，或乾脆為花環塗上白膠，放進一堆乾燥花中沾幾下，使花環黏滿乾燥花，最後再繫上蝴蝶結。

用一張網或蕾絲覆蓋在圓繡框的內環上，用百花香鋪滿網或蕾絲表面，再蓋上另一塊相同材質的布料，然後將繡框外環套住內環鎖緊，剪掉多餘布料，最後為成品綁上蝴蝶結，或用蕾絲裝飾繡框邊緣。

祝福語

一些可以用美術字寫在信紙或卡片上的祝福語：

Friend

友誼長存

Good Luck

上帝保佑你

God bless

獻上誠摯的祝福

Good Bye

祝你好運

Best Wishes

後會有期

Happy Valentine's Day

情人節快樂

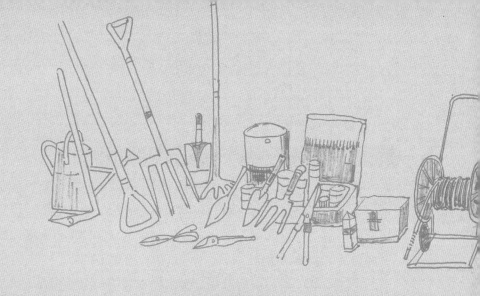

附錄篇

附錄一　園藝治療訓練課程及相關資訊

　　加拿大並未設立授予學位的園藝治療課程，只有加拿大園藝治療協會舉辦各種工作坊和訓練課程，以滿足對此專業有興趣人士的學習需求。

　　美國園藝治療協會則為會員提供教育課程和專業註冊。這個協會跟開設園藝治療課程且授予學位的教育機構互有聯繫，同時為園藝治療師提供兩項專業分級認證：針對已取得園藝治療學位，並完成一年實習的人士，認證為「註冊園藝治療師」（Horticultural Therapist Registered, HTR）；至於已完成研究所學業，從事過多方面園藝治療工作，也受過延伸訓練或取得專業成就的園藝治療師，則認證為「園藝治療教師」（Horticultural Therapist Master, HTM）。專業註冊純屬自願性質，沒有專業認證法規。

　　若想了解相關資訊，請直接與該協會聯絡。

　　美國目前設有園藝治療計畫或課程的大學包括：堪薩斯州立大學（Kansas State University, Kansas）、紐約賀伯雷曼學院（Herbert H. Lehman College, New York）、德州農工大學（Texas A & M University, Texas）、羅德島大學（University of Rhode Island, Rhode Island）等等。

　　此外，下列資訊可幫助有志於園藝治療的讀者，找到相關資源。

專業機構

加拿大園藝治療協會

Canadian Horticultural Therapy Association（CHTA）

100 Westmount Road, Guelph, ON N1H 5H8, Canada

Email: admin@chta. ca

　　這是加拿大最大的園藝治療專業組織，全國設有分會，且定期舉辦各種工作坊，出版會訊，提供相關學習資源。會員可取得裝訂成冊的教材，內容涵蓋園藝活動和植物照料原則的資訊。入會成員包括註冊園藝治療師、休閒及職能治療師、園藝專家、護理人員、教育人士，以及社會機構和醫療機構的工作者。工作坊主題包羅萬象，內容涉及植物栽培實用資訊、相關園藝活動、可協助特殊案主的園藝治療應用。這些全天候的工作坊和研討會通常每年舉辦一次。該協會行政網站會根據會員需要，提供各類最新資訊和立即支援。

殘障獨立園藝工作者協會

Disabled Independent Gardeners Association（DIGA）

Suite 207- 3077 Granville Street, Vancouver, BC V6H 3J9, Canada

Email: diga@disabilityfoundation.org

　　這個組織專門協助殘障者及年長者突破年齡、身體和環境限制從事園藝活動，為想要培養園藝興趣的人居中聯繫，幫助他們取得必要的資源、用品、設備和相關訊息。另外也出版會訊，並舉辦各種以園藝和特殊需求為主題的工作坊。會員身分與加拿大園藝治療協會的成員類似，包含許多相關行業的專業人士，可針對園藝新手或老手提供各種有用的資源。

美國園藝治療協會

American Horticultural Therapy Association（AHTA）

201 East Main Street, Suite 1405, Lexington, KY 40507-2004, USA

Email to: Gaye Horton（ghorton@amrms.com）

　　這個協會擁有最多的執業園藝治療師，會員服務於各種機構。協會每年舉行一次大會，為同行及有興趣的人士提供精闢的園藝治療討論議題。

　　大會讓園藝治療這個領域的治療師和工作者有機會彼此切磋，分享最新研究發現與評鑑方式，並且共同表揚才華洋溢、努力奉獻的傑出人士。一年一度頒發獎章與獎金給充分展現人道精神及傑出服務的專業人士。該協會管理的道格拉斯・舒瓦茲溫室補助計畫（Douglas J. Schwartz Greenhouse grants programs），曾為不少需要並期望推動園藝治療計畫的優良組織與機構提供溫室補助金。

　　這個協會也為美國殘障人士提供全國性就業計畫，並指導教育機構為修習園藝治療的學生安排課程與實習，以及提供各種豐富的學習資源，例如雜誌、書籍、報紙和會訊等出版品。協會每年更新會員名錄，以協助會員聯繫，另外還提供有助於深入和執業於園藝治療領域的視聽教材。

園藝治療學會（英國）

Horticultural Therapy Society（England）

Goulds Ground, Vallis Way Frome, Somerset, BA11 3DW, United Kingdom

　　這個學會每季發行一份名為「生長點」（Growth Point）的會訊，滿足園藝工作者的特殊需求，含大量英國園藝治療界的資訊，包括各種相關資源、訓練課程和活動，以及園藝

治療受惠者的故事。同時關有園藝書評和介紹園藝工具及設
備的專欄。是一本圖文並茂的雜誌。

視聽教材

HORTICULTURAL THERAPY

Academic Outreach, Division of Continuing Education

311 Umberger Hall, Kansas State University, Manhattan, Kansas 66506, USA

美國堪薩斯州立大學農學院園藝系出版的視聽課程，總
共有十四捲40分鐘的錄影帶教學課程，涵蓋園藝治療相關的
各類主題。

THE GROWING CONNECTION IN THERAPY

Personal Adult Learning Services

Georgia Center for Continuing Education, University of Georgia, Athens, GA 30602,
USA

喬治亞大學出版的視聽課程，文字部分由芝加哥園藝學
會撰寫。內容包括一捲30分鐘的錄影帶和四份講義， 教導
如何運用園藝治療於肢障人士、老年人、發展障礙兒童和心
智疾病患者身上。

附錄二　英文註釋及參考書目

註釋

註1. Wrightsman, Singleman, Sanford. *Psychology — A Scientific Study of Human Behaviour*. Brooks/Cole Publishing Company, Monterey, California, 1979, page 8.

註2. Gleitman, Henry. *Psychology*. W. W. Norton & Company Inc., New York, 1981, page 728.

註3. Stone, Evelyn M. *American Psychiatric Glossary*. 6th Edition. American Psychiatric Press Inc., 1988, page 149.

註4. Morgan, H.G., Morgan, M. H *Aids to Psychiatry*, 3rd Edition. Churchill Livingstone Inc., New York, 1984, page 61.

註5. American Psychiatric Association *Diagnostic and Statistical Manual of Mental Disorders*, 3rd Edition.D.C.:Washington, 1987 , page 103.

註6. *Ibid.*, page 65.

註7. *Outdoor Plants/Harmful or Poisonous to Humans*. Print Media Branch, Alberta Agriculture, 7000 113 Street, Edmonton, Alberta, Canada T6H 5T6.

註8. *Poisonous Plants of the U.S. and Canada*. Prentice Hall, Inc., New Jersy: Englewood Cliffs.

參考書目

Burlingame, Alice W. *Hope for Health*. Michigan: Birmingham, Alice W. Burlingame, 3981 Oakhills Drive, 1974.

Daubert, J.R. and Robert, E.A. *Horticultural Therapy for Senior Centers Nursing Homes Retirement Living*. Illinois: Glencoe, Chicago Horticultural Society, 1981.

Daubert, J.R. and Robert, E.A. *Horticultural Therapy at a Psychiatric Hospital*. Illinois: Glencoe, Chicago Horticultural Society, 1981.

Gardening as Therapy: a Resource Manual for Development of Horticultural Therapy Programs. The Botanical Garden, The University of British Columbia, Vancouver, Canada.

Hessayan, D.G. *The Bedding Plant Expert*. Publications Britannica House, England: Waltham Cross, Herts, 1993.

Hessayan, D.G. *The Flower Expert*. Publications Britannica House, England: Waltham Cross, Herts, 1999.

Hessayan, D.G. *The House Plant Expert*. Publications Britannica House, England: Waltham Cross, Herts, 1992.

Hessayan, D.G. *The Indoor Plant Spotter*. Publications Britannica House, England: Waltham Cross, Herts, 1985.

Hessayan, D.G. *The Tree and Shrub Expert*. Publications Britannica House, England: Waltham Cross, Herts, 1999.

Hessayan, D.G. *The Vegetable Expert*. Publications Britannica House, England: Waltham Cross, Herts, 1990.

Hewson, Mitchell. *Horticultural Therapy*. TLC for Plants.

1990~1993.

Homewood Alcohol and Drug Assessment Literature. Homewood Health Center, Guelph, Ontario, 1993.

Mishel, Nerlove Harriet and Mischel, Walter. *Essentials of Psychology*. Random House, Inc., New York, 1977.

Moore, Bibby, HTR. *Growing with Gardening: a Twelve Month Guide for Therapy, Recreation and Education*. The University of North Carolina Press, 1989.

Morgan Betty. *Growing Together: Activities to Use in your Horticulture and Horticultural Therapy Programs for Children*. Pittsburgh Civic Garden Center, USA.

Natvig, Deborah. *The Role of the Interdisciplinary Team in Using Psychotropic Drugs*. Journal of Psychosocial Nursing 29（10）: 3-8, 1991.

Reader's Digest Association. *Magic and Medicine of Plants*. Canada, 1986.

Toseland, Ronald W., Palmer-Ganeles, Joan, Chapman, Dennis. *Teamwork in Psychiatric Settings*. Social Work 31(1): 46-52, 1986.

Wright, Barbara Ayn. *Behavior Diagnoses by Multidisciplinary Team*. Geriatric Nursing 14(1): 30-35, 1993.

附錄三　植物名中英文對照

（斜體字為拉丁文學名）

一畫

一枝黃花／秋麒麟草
Goldenrod

乙女心／虹之玉　Jelly Bean
Plant（Sedum pachyphyllum）

二畫

丁香　Clove

丁香花　Liliac

九重葛　Paper Flower
（Bougainvillea）

三畫

三色菫　Pansy
（Viola tri-colour var. Hortense）

小三色菫　Violet

小飛燕草　Larkspur
（Delphinium）

小麥仙翁／剪秋羅　Blue Angel
（Viscaria）

小葉冷水麻　Artillery Plant
（Pilea microphylla）

小葉南洋杉　Norfolk Island Pine
（Araucaria heterophylla）

小蒼蘭　Freesia

大岩桐　Gloxinia

大蒜　Garlic（Allium sativum）

山梗菜／六倍利　Lobelia

山梅花／太平花　Mock Orange
（Philadelphus）

山梅花／溲疏　Deutzia

山蘇／鳥巢蕨　Bird's Nest Fern
（Asplenium nidus）

千日紅　Globe Amaranth
（Gomphrena globosa）

千屈菜　Loosestrife

四畫

天竺葵　Geranium

不凋花／星辰花　Statice
（Limonium sinuatum）

朱槿　Hibiscus

太平花／山梅花　Mock Orange
（Philadelphus）

心葉牛舌草　Brunnera

水仙　Daffodil

水仙　Narcissus

勿忘我　Forget-Me-Not
（*Myosotis*）

毛地黃　Foxglove（*Digitalis*）

毛蝦蟆草　Creeping Charlie
（*Pilea nummularia folia*）

牛至　Oregano
（*Origanum vulgare*）

六倍利／山梗菜　Lobelia

月兔耳　Panda Plant（*Kalanchoe tomentosa*）

孔雀紫苑／紫孔雀　Michaelmas Daisy
（*Aster salignus*）

五畫

石竹　Pinks（*Dianthus*）

玉珊瑚　Jerusalem Cherry
（*Solanum pseudocapsicum*）

四季秋海棠　*Begonia semperflorens*

四季桔　Calamondin Orange
（*Dwarf Orange*）

四照花　Flowering Dogwood
（*Cornus*）

白花香青　Pearly Everlasting

白雪草／銀葉冷水花
Aluminum Plant; Watermelon Pilea（*Pilea cadierei*）

白網紋草　Nerve Plant
（*Fittonia argyroneura nana*）

白鶴芋　Peace Lily; White Flag
（*Spathiphyllum*）

白檀　Peanut Cactus
（*Chamascereus silvestrii*）

仙人掌類　Cacti

白檀　Peanut Cactus
（*Chamascereus silvestrii*）

金紐　Rat's Tail Cactus
（*Aporocactus flagelliformis*）

金鯱　Barrel Cactus
（*Echinocactus*）

岩石獅子　Rock Cactus
（*Cereus peruvianus monstrosus*）

黃裳丸　Golden Lily Cactus
（*Lobivia aurea*）

緋牡丹　Red Capped Cactus
（*Gymnocalyciu mihanovichii var. friedrichii*）

縮玉　Brain Cactus
（*Echinofossulocactus zacatecasensis*）

夜開柱仙人掌　Night Blooming Cactus（*Cereus*）

冬石南　Winter Heather
（*Erica*）

印度橡膠樹　Rubber Plant

（*Ficus*）

六畫

百里香　Thyme

（*Thymus vulgaris*）

地衣　Lichen

吊竹草　Wandering Jew

（*Tradescantia*）

吊蘭　Spider Plant

（*Chlorophytum comosum*）

艾草　Artemisia

（*Artemisia species*）

艾菊　Tansy

（*Tanacetum vulgare*）

西洋蓍草　Yarrow

（*Achillea filipendulina*）

合果芋　Syngonium

（*Syngonium*）

羽狀雞冠花　Celosia

（*Celosia plumosa*）

朱蕉　Ti Plant（*Cordyline*）

羊耳石蠶；絨葉水蘇　Lamb's
Ears（*Stachys*）

多肉植物　Succulents

虹之玉／乙女心　Jelly Bean
Plant（*Sedum pachyphyllum*）

月兔耳　Panda Plant

（*Kalanchoe tomentosa*）

串錢景天／星乙女　String of
Buttons（*Crassula perforata*）

伽藍菜　*Kalanchoe*

明鏡 Saucer Plant

（*Aeonium tabulaeforme*）

青鎖龍　Rat Tail Plant

（*Crassula lycopodiodes*）

神刀草　Propeller Plant

（*Crassula rochea var. falcata*）

紅司　Painted Lady

（*Echevaria derenbergi*）

翡翠木　Jade Plant

（*Crassula*）

絲龍舌蘭／亂雪

Thread Agave（*Agave filifera*）

錦司晃　Firecracker Plant

（*Echeveria setosa*）

綾錦　Lace Aloe

（*Aloe aristata*）

蘆薈 Aloe

鷹爪草　Pearl Plant

（*Haworthia margaritifera*）

七畫

夾竹桃　Oleander

貝殼花　Bells of Ireland
（*Molculla laevis*）

含羞草　Mimosa（*Acacia*）

牡丹　Peony
（*Paeonia lactiflora*）

冷水花類　Pilea

小葉冷水麻　Artillery Plant
（*Pilea microphylla*）

毛蝦蟆草　Creeping Charlie
（*Pilea nummularia folia*）

銀葉冷水花／白雪草
Aluminum Plant; Watermelon
Pilea（*Pilea cadierei*）

玲瓏冷水花／嬰兒眼淚
Creeping Jenny
（*Pilea depressa*）

蝦蟆草　Moon Valley Pilea
（*Pilea molis*）

串錢景天／星乙女　String of
Buttons（*Crassula perforata*）

伽藍菜　*Kalanchoe*

八畫

花煙草　Flowering Tobacco
（*Nicotiana*）

明鏡　Saucer Plant
（*Aeonium tabuliforme*）

長穗鐵莧　Love-Lies-Bleeding
（*Amaranthus*）

青苔　Ground Moss

青鎖龍　Rat Tail Plant
（*Crassula lycopodiodes*）

玫瑰　Rose（*Rosa*）

亞麻　Flax（*Linum*）

岩石獅子　Rock Cactus
（*Cereus peruvianus monstrosus*）

松　Pine

松果菊／紫錐花　Purple
Coneflower（*Echinacea*）

松蟲草　Sweet Scabious
（*Scabiosa*）

松蘿鳳梨　Spanish Moss

兔腳蕨　Rabbit's Foot Fern
（*Davallia canariensis*）

波士頓腎蕨　Dwarf Boston Fern
（*Nephrolepis veronica carigii*）

虎耳草　Strawberry Begonia
（*Saxifraga sarmentosa*）

虎尾蘭　Snake Plant
（*Sanseviera*）

泡盛草　False Spirea（*Astilbe*）

非洲堇　African Violet
（*Saintpaulia*）

非洲鳳仙花　Impatiens

孤挺花　Amaryllis

金紐　Rat's Tail Cactus

（*Aporocatuac flagelliformis*）

金鯱　Barrel Cactus

（*Echinocactus*）

金盞花　Marigold

垂枝桑　Weeping Mulberry

（*Morus nigra*）

垂葉榕　Weeping Fig（*Ficus*）

九畫

苔蘚　Moss

青苔　Ground Moss

馴鹿苔　Reindeer Moss

（*Cladonia*）

玲瓏冷水花／嬰兒眼淚

Creeping Jenny（*Pilea depressa*）

星乙女／串錢景天　String of

Buttons（*Crassula perforata*）

星辰花／不凋花　Statice

（*Limonium sinuatum*）

扁柏　Common Cedar

食用大黃　Rhubarb

香車葉草　Sweet Woodruff

（*Galium odoratum*）

香草類　Herbs

大蒜　Garlic

（*Allium sativum*）

牛至　Oregano

（*Origanum vulgare*）

百里香　Thyme

（*Thymus vulgaris*）

艾草　Artemisia

（*Artemisia species*）

艾菊　Tansy

（*Tanacetum vulgare*）

西洋蓍草　Yarrow

（*Achillea filipendulina*）

香葉天竺葵

Scented Geranium

（*Pelargonium clorinda*）

檸檬天竺葵

Lemon Geranium

（*Pelargonium crispum*）

薄荷天竺葵

Peppermint Geranium

（*Pelargonium tomentosum*）

玫瑰天竺葵　Rose Geranium

（*Pelargonium graveolens*）

洋香菜／荷蘭芹　Parsley

（*Umbellifera*）

馬郁蘭　Marjoram

（*Organum majorana*）

迷迭香　Rosemary

（*Rosmarinus officinalis*）

細香蔥　Chives
（*Allium schoenoprasum*）

葛縷子　Caraway
（*Carum carvi*）

鼠尾草　Sage
（*Salvia officinalis*）

紫花鼠尾草　Perennial Sage

粉萼鼠尾草　Blue Salvia
（*Salvia farinacea* "Victoria"）

蒔蘿　Dill
（*Anethum graveolens*）

貓薄荷　Catnip
（*Nepeta cataria*）

薄荷　Mint（*Menthe*）

－綠薄荷　Spearmint

－胡椒薄荷　Peppermint

－葡萄柚薄荷　Grapefruitmint

龍艾　Tarragon
（*Aretmesia dracunculus*）

檸檬香茅　Lemon Grass
（*Cymbopogon citratus*）

檸檬香蜂草　Lemon Balm
（*Melissa officinalis*）

薰衣草　Lavender
（*Lavandula spica*）

羅勒　Basil
（*Ocimum basilicum*）

香雪球　Alyssum

香蒲　Cattails

香豌豆　Sweet Pea
（*Lathyrus odoratus*）

竹蕉　Corn Plant（*Dracaena*）

秋海棠類　Begonias

　四季秋海棠
　Begonia semperflorens

　撒金秋海棠
　Begonia metallica

　蝦蟆秋海棠　*Begonia rex*

秋牡丹　Anemone

秋麒麟草／一枝黃花
Goldenrod

風信子　Hyacinth

洋香菜／荷蘭芹　Parsley
（*Umbellifera*）

洋莧　Blood Leaf（*Iresine*）

紅司　Painted Lady
（*Echevaria derenbergi*）

紅豆杉／紫杉 Yew（*Taxus*）

紅花檵木　Chinese Witch Hazel
（*Hamamelis*）

紅線豹紋葛鬱金　Herringbone
Plant（*Maranta tricolour*）

神刀草　Propeller Plant
（*Crassula rochea var. falcata*）

負兒草／駝子草　Piggy-Back
Plant（*Tolmiea menziesii*）

美洲雜交葡萄　Grapevines
Northern Fox ： Plum Grape
（*Vitis ╳ labruscana*）
虹之玉／乙女心　Jelly Bean
Plant（*Sedum pachyphyllum*）

十畫

馬利筋　Milkweed
馬郁蘭　Marjoram
（*Organum majorana*）
馬纓丹　Lantana
桔梗　Balloon Flower
（*Platycodon*）
粉萼鼠尾草　Blue Salvia
（*Salvia farinacea* ˝*Victoria*˝）

粉藤類　Cissus species

菱葉藤　Grape Ivy
（*Cissus rhombifolia*）
袋鼠藤　Kangaroo Vine
（*Cissus antarctica*）
迷迭香　Rosemary
（*Rosmarinus officinalis*）
袖珍椰子　Dwarf Palm
（*Neanthe bella*）
起絨草　Teasel
海衛矛　Euonymus japonicus
豹紋葛鬱金　Prayer Plant
（*Maranta*）

十一畫

雪珠花／蕾絲花　Queen Anne's
Lace
麥稈菊　Strawflower
（*Helichrysum bracteatum*）

常春藤類　Ivy（*Hedera*）

英國常春藤　English Ivy
（*Hedera helix*）
德國常春藤　German Ivy
（*Senecio mikanioides*）

球根植物

小蒼蘭　Freesia
水仙　Daffodil
水仙　Narcissus
孤挺花　Amaryllis
風信子　Hyacinth
番紅花　Crocus
鬱金香　Tulip
球薊／藍刺頭　Globe Thistle
（*Echinops*）
梾木　Dogwood
（*Cornus stolonifera*）
荷蘭芹／洋香菜　Parsley
（*Umbellifera*）
連翹　Golden Bells（*Forsythia*）
黃金葛　Heart Leaf Climbers
（*Scindapsus*）

黃裳丸　Golden Lily Cactus
（*Lovivia aurea*）
康乃馨　Carnation（*Dianthus*）
粗肋草　Chinese Evergreen
（*Aglaonema*）
彩葉草　*Coleus*
細香蔥　Chives
（*Allium schoenoprasum*）
鳥巢蕨／山蘇　Bird's Nest Fern
（*Asplenium nidus*）
毬蘭　Wax Plant（*Hoya*）
剪秋羅／小麥仙翁　Blue Angel
（*Viscaria*）
袋鼠藤　Kangaroo Vine
（*Cissus antarctica*）

十二畫

椒草　Peperomia
喜蔭花　Flame Violet（*Episcia*）
雲杉　Spruce
黑種草　Love-in-the-Mist
（*Nigella damascena*）
黑眼花　Black Eyed Susan
黑鐵角蕨　Ebony Spleenwort
番紅花　Crocus
蓖麻　Castor Bean（*Ricinus*）
菱葉藤　Grape Ivy
（*Cissus rhombifolia*）

菊花　Chrysanthemum
溲疏／山梅花　Deutzia
酢漿草　Shamrock
紫孔雀／孔雀紫苑
Michaelmas Daisy
（*Aster salignus*）
紫辛夷／紫木蓮　Saucer
Magnolia
紫杉／紅豆杉　Yew（*Taxus*）
紫花鼠尾草　Perennial Sage
紫絨藤　Velvet Plant（*Gynura*）
紫葉矮櫻　Purpleleaf
Sandcherry（*Prunus cistena*）
紫錐花／松果菊　Purple
Coneflower（*Echinacea*）
紫錦草　Purple Heart
補血草　Sea Lavender
（*Limonium tataricaatifolium*）
絲龍舌蘭／亂雪　Thread Agave
（*Agave filifera*）
絨葉小鳳梨　Earth Star
（*Cryptanthus*）
絨葉水蘇／羊耳石蠶　Lamb's
Ears（*Stachys*）
貼梗海棠　Flowering Quince
（*Chaenomeles*）
單藥花　Zebra Plant
（*Aphelandra*）

十三畫

榆葉梅　Flowering Almond
（*Prunus erecta*）

葛縷子　Caraway
（*Carum carvi*）

聖誕紅　Poinsettia（*Euphorbia*）

瑞典常春藤　Swedish Ivy
（*Plectranthus neutralis*）

馱子草／負兒草　Piggy-Back
Plant（*Tolmiea menziesii*）

馴鹿苔　Reindeer Moss
（*Cladonia*）

鼠尾草　Sage
（*Salvia officinalis*）

鈴蘭　Lily-of-the-Valley
（*Convallaria*）

亂雪／絲龍舌蘭　Thread Agave
（*Agave filifera*）

福祿考　Phlox

十四畫

蒔蘿　Dill
（*Anethum graveolens*）

蒲葦草　Pampas Grass

滿天星　Baby's Breath
（*Gypsophila*）

鳳尾蕨　Pteris Fern
（*Pteris species*）

鳳梨科　Bromeliads

緋牡丹　Red Capped Cactus
（*Gymnocalycium mihanovichii
var. friedrichii*）

綾錦　Lace Aloe（*Aloe aristata*）

酸漿／燈籠草　Chinese Lantern
（*Physalis*）

酸模　Dock

銀葉菊　Dusty Miller
（*Cineraria*）

銀柳／貓柳　Pussy Willow
（*Salix discolour*）

翡翠木　Jade Plant（*Crassula*）

十五畫

樺樹　Birch

蔓性長春花　Periwinkle

蔓綠絨　Philodendron

歐石南　Heather（*Calluna*）

蝦蟆草　Moon Valley Pilea
（*Pilea molis*）

蝦蟆秋海棠　Begonia rex

撒金秋海棠　Begonia metallica

蝟實　Beauty Bush
（*Kolkwitzia*）

皺葉椒草　Dwarf Peperomia
（*Peperomia caperata*）

豬草　Ragweed

十九畫

繡球花　Hydrangea

繡線菊　Bridal Wreath
（*Spiraea*）

罌粟　Poppy

麒麟花　Crown of Thorns
（*Euphorbia*）

麒麟菊　Gayfeather（*Liatris*）

羅勒　Basil
（*Ocimum basilicum*）

藤漆　Poison Ivy
（*Rhus radrans*）

二十畫

蘋果　Apple（*Malus*）

蘆薈　Aloe

二十一畫

櫻桃　Cherry（*Prunus*）

鐵杉　Hemlock

二十三畫

變葉木　Croton（*Codiaeum*）

二十四劃

鷹爪草　Pearl Plant
（*Haworthia margaritifera*）

二十七畫

鬱金香　Tulip

附錄四　延伸閱讀

中文書目

- 《園藝治療入門》（*Green Nature/Human Nature: The Meaning of Plants in Our Lives*），路易斯（Charles A. Lowis）著，林木泉譯，洪葉文化，2008。
- 《走進園藝治療的世界》，黃盛璘著，心靈工坊，2007。
- 《治療景觀與園藝療法》，郭毓仁著，詹氏書局，2005。
- 《生態學的第一堂課》（*What is Ecology?*），丹尼斯‧歐文（Denis F. Owen）著，書泉，2006。
- 《永續建築及景觀的實務生態學》，賴明洲著，明文，2006。
- 《永續栽培設計》（*Introduction to Permaculture*），比爾‧莫　里森（Bill Mollison）著，江千綺譯，田園城市，1999。
- 《設計自然屋：有機住家實用指南》（*Designing your natural Home : a practical guide*），大衛‧皮爾森（David Pearson）著，洪世民譯，山岳，2007。
- 《居家健康植物活用百科》陳坤燦著，麥浩斯，2008。
- 綠籬設計與栽培實用指南》（*RHS Practical Guides : Hedges*），波拉克（Michael Pollock）著，陳系貞譯，英國皇家園藝學會（RHS）策畫，貓頭鷹，2004。
- 《種植有益健康的室內植物》，孫基哲著，王海娟譯，晨星出版，2006。

- 《用「廚餘堆肥」製作優質土壤》，門田幸代著，葉韋利譯，漢欣文化，2006。
- 《青松e種田筆記：股東俱樂部》，賴清松著，心靈工坊，2007。
- 《失落的蔬果》，劉克襄著，二魚文化，2006。
- 《我的幸福農莊》，陳惠雯著，麥浩斯，2006。
- 《台灣的有機農業》，吳東傑著，遠足文化，2005。
- 《女農討山誌：一個女子與土地的深情記事》，李寶蓮著，張老師文化，2004。
- 《農莊生活手記：The Goods Life，新時代思潮的先鋒探險》（*Living the Good Life*），聶爾寧夫婦（Helen & Scott Nearin）著，梁永安、高志仁譯，立緒，1999。
- 《植物的祕密生命：從花仙子到夸克中存在的不為人知的自然之靈》（*The secret life of plants*），湯京士（Peter Tompkins）、柏德（Christopher Bird）合著，薛絢譯，台灣商務，1998。
- 《花朵的祕密生命》（*Anatomy of a Rose: Exploring the Secret Life of Flowers 2004*），蘿賽（Sharman Apt Russell）著，鍾友珊譯，貓頭鷹，2004。
- 《新世紀農耕》，鮑伯‧肯那德（Bob Cannard）著，嚴世芬譯，琉璃光，1997。
- 《日本MOA的自然農法》，漢聲雜誌社，1996。

網站／部落格

- 草盛園：www.5color.idv.com/wwgarden
- 樸門聚樂部落：http://www.prout.org.tw/permaculture/preface.htm
- 愛花人集合：http://blog.roodo.com/ato543
- 穀東俱樂部交流園地：http://blog.roodo.com/sioong
- 國立臺灣大學生物資源暨農學院農業推廣委員會：

  http://bioagri.ecaa.ntu.edu.tw/extcom/html/peaaaoak.html
- 景觀園藝治療研究中心：

  http://www2.pccu.edu.tw/crtdla/hlht/index.html
- 郭毓仁教授園藝治療部落格：http://kuoyj.blogspot.com
- 嘉道理農暨植物園：www.kfbg.org
- 美國園藝治療協會（AHTA）：www.ahta.org
- 加拿大園藝治療協會（CHTA）：www.chta.ca
- 香港園藝治療協會（HKATH）：www.hkath.org
- 香港園藝治療中心（HKHTC）：www.hkhtcentre.com
- 綠田園基金：www.producegreen.org.hk
- 米契爾‧修森個人網站：www.horticultureastherapy.com
- 安大略賀伍德健康中心：www.homewood.org
- 俄勒岡雷格希健康中心：www.legacyhealth.org
- 波拉德園藝治療網站：www.christinepollard.org
- 校園菜圃：http://www.edibleschoolyard.org/homepage.html
- 史萊德環境教育農場：www.slideranch.org

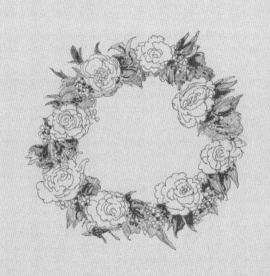

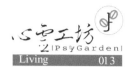

Living　013

植物的療癒力量
——園藝治療實作指南

Horticulture As Therapy
A Practical Guide to Using Horticulture as a Therapeutic Tool

國家圖書館預行編目資料

植物的療癒力量：園藝治療實作指南／米契爾·修森
（Mitchell L. Hewson）著；許琳英、譚家瑜 譯
-- 初版.-- 臺北市：心靈工坊文化, 2009. 05.
面；公分.--（Living；13）參考書目：面
譯自：Horticulture as therapy : a practical guide to using
horticulture as a therapeutic tool.
ISBN 978-986-6782-57-2　（平裝）
1.心理治療法　2.園藝學

418.989　　　　　　　　　　　　　　98005766

米契爾·修森（Mitchell L. Hewson,HTM LT RAHP）／著
許琳英、譚家瑜／譯
黃盛璘、陳坤燦、陳俊霖／審閱

出版者／心靈工坊文化事業股份有限公司
發行人／王浩威　總編輯／徐嘉俊
執行編輯／裘佳慧　特約編輯／許琳英
美術編輯／劉亭麟
通訊地址／106台北市信義路四段53巷8號2樓
郵政劃撥／19546215　戶名／心靈工坊文化事業股份有限公司
電話／（02）2702-9186　傳真／（02）2702-9286
Email／service@psygarden.com.tw　網址／www.psygarden.com.tw

製版／印刷／中茂分色製版印刷事業股份有限公司
總經銷／大和書報圖書股份有限公司
電話／（02）8990-2588　傳真／（02）2290-1658
通訊地址／248新北市新莊區五工五路2號（五股工業區）

初版一刷　2009年5月
初版五刷　2022年10月
ISBN　978-986-6782-57-2
定價　280元

書香家族 讀友卡

感謝您購買心靈工坊的叢書，為了加強對您的服務，請您詳填本卡，
直接投入郵筒（免貼郵票）或傳真，我們會珍視您的意見，
並提供您最新的活動訊息，共同以書會友，追求身心靈的創意與成長。

書系編號—LV013　　　　書名—植物的療癒力量：園藝治療實作指南

姓名　　　　　　　　　　是否已加入書香家族？ □是 □現在加入

電話（公司）　　　　　（住家）　　　　　手機

E-mail　　　　　　　　　　生日　年　　月　　日

地址 □□□

服務機構　　　　　　　　　　　職稱

您的性別—□1.女 □2.男 □3.其他

婚姻狀況—□1.未婚 □2.已婚 □3.離婚 □4.不婚 □5.同志 □6.喪偶 □7.分居

請問您如何得知這本書？
□1.書店 □2.報章雜誌 □3.廣播電視 □4.親友推介 □5.心靈工坊書訊
□6.廣告DM □7.心靈工坊網站 □8.其他網路媒體 □9.其他

您購買本書的方式？
□1.書店 □2.劃撥郵購 □3.團體訂購 □4.網路訂購 □5.其他

您對本書的意見？
□ 封面設計　　　　　1.須再改進 2.尚可 3.滿意 4.非常滿意
□ 版面編排　　　　　1.須再改進 2.尚可 3.滿意 4.非常滿意
□ 內容　　　　　　　1.須再改進 2.尚可 3.滿意 4.非常滿意
□ 文筆／翻譯　　　　1.須再改進 2.尚可 3.滿意 4.非常滿意
□ 價格　　　　　　　1.須再改進 2.尚可 3.滿意 4.非常滿意

您對我們有何建議？

▲您的意見，我們將轉貼在心靈工坊網站上，www.psygarden.com.tw

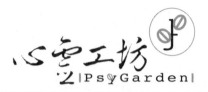
（對折線）

加入心靈工坊書香家族會員
共享知識的盛宴，成長的喜悅

請寄回這張回函卡（免貼郵票），
您就成為心靈工坊的書香家族會員，您將可以——

⊙隨時收到新書出版和活動訊息
. . . .

⊙獲得各項回饋和優惠方案
. . . .